中医临床与治未病散墨

宋新安　编著

中医古籍出版社

图书在版编目（CIP）数据

中医临床与治未病散墨/宋新安编著．－北京：中医古籍出版社，2012.8

ISBN 978－7－5152－0234－1

Ⅰ.①中… Ⅱ.①宋… Ⅲ.①中医学－临床医学②中医学－预防医学 Ⅳ.①R2

中国版本图书馆 CIP 数据核字（2012）第 144502 号

中医临床与治未病散墨

宋新安　编著

责任编辑　孙志波
封面设计　韩博玥
出版发行　中医古籍出版社
社　　址　北京东直门内南小街 16 号（100700）
印　　刷　北京金信诺印刷有限公司
开　　本　850mm×1168mm　1/32
印　　张　9.125
字　　数　230 千字
版　　次　2012 年 8 月第 1 版　2012 年 8 月第 1 次印刷
印　　数　0001～2000 册
ISBN　978－7－5152－0234－1
定　　价　18.00 元

前　言

适逢盛世，国运隆昌，人民安泰，生机盎然，使国民尽享天年具备了优越条件。改革开放三十年，社会转型，由贫变康，由康而富，其衣、食、住、行、娱、医皆发生了重大变化。然国人之先天禀赋并不能完全适应饮食结构、生活方式的急剧变化，疾病谱由贫困病为主转为了以富贵病为主。虽然国人平均寿命由建国初期的 42 岁上升到了现在的 72 岁，这主要归功于防疫工作的进步。国人要想进一步提高平均寿命及生活质量，遇到了一个难以逾越的瓶颈，即慢性病的临床治疗与治未病问题。《素问·四气调神论》曰："从阴阳则生，逆之则死。从之则治，逆之则乱。反顺为逆，是为内格。是故圣人不治已病治未病，不知已乱治未乱，此之谓也。"慢性病的发生、发展、成疾、恶化是一个长期、复杂的过程，是多种致病因子综合作用的结果。其防治工作也不是一蹴而就的。因此，是一项复杂的系统工程，是人们一生都需要研究的课题。

当前，民间在治病、养生、延寿领域乱象丛生，人们往往不知所从。装神弄鬼，祈求"仙药"者有之；贩卖假药，骗人钱财者有之；以偏概全，大吹特效，忽悠人们上当者有之；自我封号，自做堂主，打着科学旗号，而以伪科学骗人者有之；保健品市场广告铺天盖地，一会儿补肾，一会儿补钙，真是你方唱罢我登场。如此这般，老百姓跟了东风随西风，跟了南风随北风，钱花了不少，药吃了不少，不但病没治好，有的反而深受其害，其健康水平并没有提高多少，最后是一声无奈的叹息！

笔者身处基层，从医 30 余年，倾听群众的呼声，深切了解老百姓的疾苦与健康需求，很想从职业角度为老百姓做点事，为人们祛病疗疾、养生保健、延年益寿添砖加瓦。于是在五年前开始总结临床经验，搜集文献资料，着手编写一本实用的中医临床治疗与治未病读物，献给有医疗保健需求的人们。历经数载，终于成书。

本书由医论篇、治未病篇、参数篇、名言篇构成。主要围绕常见病、多发病，以及在衣、食、住、行、娱、医等与人们生活密切相关的方面介绍了一些对治病防病有益的知识。医论篇主要介绍了笔者从医多年所发表的部分临床医学论文及科研、专利成果。治未病篇以韵文的形式写成，言简意赅，便于记诵。主要写了人从降生到老年各阶段与祛病养生相关的综合知识。参数篇选编了人们在日常生活中与治病、养生相关的常用参数，以供综合参考使用。名言篇选编了部分名人大家在疗疾保健、养生益寿方面的名言，供读者欣赏受益。本书力求从多角度、较系统地介绍祛病、养生、益寿的综合知识，以求实用。本书写成献给读者，若读后有所裨益就足矣。

本书在编写过程中，参阅了大量文献资料，因版本较多，故没有全部注明出处，在此一并表示诚挚的谢意！由于笔者水平所限，若有错谬之处，恳请专家、读者赐教！

编著者

2012 年 1 月

目　录

上篇 医论篇

振兴中医论

医乃仁术是也。自古至今，泱泱华夏，依祖国医学之庇护，人丁广衍，开辽阔之疆土，立中华民族于世界民族之林，功不可没！

祖国医学产生于民间，植根于沃土，是古代先民与疾病作斗争的经验总结，后经历代圣哲贤达穷其理，探其道，观宏发微，升华为医道。积五千年文明成果，将天、地、人联为一体。天者以阴阳立论，遵其大道是焉；地者以五行推衍，五脏与金、木、水、火、土相配；药性以四季之气阐发，寒、热、温、凉是焉，且以五味联五脏。此谓“天人合一”论也。至《内经》出，医理大成。述人与自然共存之道，阐形与神相依之论，讲解剖、生理、病理、诊断、防治疾病之方法。取草、木、禽、兽、土、石之灵质，制方备药，疗人体五脏、六腑、七窍之疾，无不应验矣！发人之智慧，创针砭之术，疏通经络，调神导气，则阴平阳秘，疾祛体康，效若桴鼓。大医取法自然，调阴阳，决死生，其智慧大矣！自神农氏尝百草知药性以降，历代名医辈出：扁鹊、华佗、仲景、思邈、东垣、丹溪、时珍、景岳植根于民间，访百姓疾苦，疗疾祛病、益寿延年，续二千年而不断。医籍如汗牛充栋，医师遍达城乡僻壤，医道益精益善，祖国医学与东方农耕文明同步发展，辉煌千年。

然三百年前，西方工业革命兴起，科技发展日新月异，西方医学亦随之空前发展。大清朝闭关锁国之策，置中华于落后之局，西方列强用坚船利炮，打开了中国国门，中国沦为半封建半殖民地。西医洋药随着侵略者的脚步，进入中国之大地。西医东进，一场西医与中医的博弈之战拉开了序幕。西医凭其利刀、显微镜、X光机、抗生素等武器攻城掠地，中医阵地失去十之七八，将中医优势削弱。中国由中医独尊变为中医与西医竞争并存。中医随之在本土出现了存废之争，陷入困境之中。有些炎黄之不孝子孙，数典忘祖，崇洋媚外，视国宝如粪土，必欲铲除而后快。然经中医界同仁团结抗争，加之百姓拥戴，中医尚存根基也。

中华人民共和国建国之后，毛泽东主席高瞻远瞩，提出“中国医药学是一个伟大的宝库，应当努力发掘，加以提高”。制定中、西医并重的政策，大力扶持中医药发展。建立中医院校，培养中医人才；建设中医医院，使中医有了阵地。国家给中医之发展打下了良好基础，应当进入快车道。但事与愿违，中医界仍每况愈下，人员减少，中医西化，中医药的优势未得到发扬。中医渐成为“空中楼阁”，有庙少“神”也；或有“神”不念《内经》念“洋经”也。细究起来，原因颇多：一、中医教育存在问题，培养出来的大多不是铁杆中医，中医严重西化。二、政府对中医事业经费投入不足，制约了中医药的发展。中医药技术价格政策不利于中医发展。中医药人员待遇偏低，缺乏吸引力。三、一些中医药人员受市场经济冲击，思想混乱、继承不力、学术不专、技术不精、心态浮躁、虚火上炎，不能以精湛的中医技术服务于病人，使中医逐渐失去了医疗市场。四、现代人对中药传统剂型不容易接受，剂型改革、推广缓慢，拖了中医发展的后腿。五、中医未尽快吸收现代科技成果为己所用、与时俱进乏力。六、对中医药知识宣传普及不够，在年青人中应用中医药者日益减少，就诊病人减少，致业务萎缩。七、中医药院校毕业生不愿到基层工作，致使中医药队伍后继乏人，且不断减员萎缩。八、一些伪中医打着中医旗号坑蒙拐骗，败坏了中医药的声誉。社会上江湖游医、食疗、保健、药品传销、推拿刮痧、美容洗脚等人员皆冠以中医药之名，使中医药蒙尘。诸如此类内忧外患等原因，逐渐使中医走向衰弱之势。中医的命运掌握在中医人手中，中医堡垒不易从外部攻破，但在外部环境不利于中医发展，促使中医人蜕变、流失之后，中医焉能继承、存在、发展？如果任如此局面继续发展下去，中医将继续发生蜕化、西化、流失，其传统医学势必被现代医学取而代之。如若徒有中医之名，行西医之实，中医之灵魂、精髓失矣，消亡在所难免。面对中医生存之现状，中医界有识之士焦急万分、痛心疾首，遂上书高层，建言献策，大声疾呼，拯救中医于困局之中。

各级政府高屋建瓴，层层出台振兴中医之政策。祖国医学宝贵遗产，需要现代人继承与发扬，否则将愧对祖先与后人也。振兴中医，匹夫有责，特述己之管见：一、百年大计，教育为本。仿“种瓜得瓜、种豆得豆”之理，培养铁杆中医人。从娃娃抓起，从熟读经典学起；从中医带徒、采药、辨药、抓药做起，继承传统中医培养之方法。中医药界各级领导由中医人士担任，做到由内行人管中医事。二、政府需加大对中医药事业的财政投入，扶持其发展。将中医院由政府承办，实行收支两条线管理，中医药人员待遇不与业务收入挂钩。制定以中医药技术疗效为收费基准、以中医特色为导向，符合市场经济规律的中医药技术收费价格。使其价格真正体现中医药技术价值。三、对中医药工作者在晋级、调资方面给予优惠政策，大幅度提高其工资、福利待遇，吸引年轻人从事中医药工作，做到以待遇留人。四、加快中药剂型改革步伐，尽快推广中药新剂型。五、研制、推广符合中医理论的仪器设备。六、加强中医科普宣传，普及中医药知识。七、加大对中医药事业扶持力度，建立中医专项发展基金，奖励那些在中医药教育、宣传、科研、临床、中药研发工作中作出突出贡献的人员。八、鼓励中医走向民间，植根基层，充分发挥中医简、验、廉、便的优势，为工农大众服务。九、将在基层执业的中医民营医院、个体诊所纳入医保、城合、新农合报销范围之内，吸引群众使用中医药技术治病。十、严厉打击伪中医以及那些打着中医旗号招摇撞骗者，切实维护中医之声誉。十一、鼓励中医走出国门，进入西方西医领地，以迎合西方人回归自然之新潮，最终达到兴外促内之效果。

中医之基也深，中医之术亦精，中医之效且验。中医人需发扬中医特色，吸收现代科技精华，与时代气息相通，从宏观进入微观，突破理论瓶颈，使中医理论与现代科学理论接轨。扬其所长，避其所短，在巩固既有市场的同时，开辟适合中医诊疗的新阵地，中医振兴有望矣！经济社会的到来，利益导向，适者生存，无利不兴医也。政府对中医药人员授之以名，舍之于利，努力提高中医药人员的社会地位，创造一个人人向往中医的社会环境，其中医不兴也难矣！

（本文应山东省卫生厅2010年度“解放思想，发展中医药”大讨论活动征文而作）

中医论治代谢综合征初探

当前，由于国民生活水平提高后饮食习惯改变、体能消耗降低，致使以肥胖为主症的代谢综合征发病率急剧上升，从而导致糖尿病、脂肪肝、高血压、冠心病、脑卒中、痛风、尿毒症等一系列具有时代特征的“文明病”处于高发状态。今人所患的代谢综合征其实古代早已有之。《素问·异法方宜论》云：“西方者……其民华食而脂肥，故邪不能伤其形体，其病生于内……”

在古代中原西部地区居住的游牧人群，以动物的奶、肉制品为主食，这类“华食”富含蛋白质、脂肪，属高热量、高胆固醇饮食，易造成肥胖，即所谓的“脂肥”。脂肥者不易患外感类疾病，易患内伤类病。所患的内脏疾病与当今的代谢综合征相类似。

以往中医无与代谢综合征相对应的合适病名。多将患代谢综合征的病人归入“肥气”、“痰饮”、“郁证”、“消渴”、“真心痛”、“胸痹”等证候范围进行辨治，总有不得要领之困惑。细究起来，这些病名都不能比较全面地体现代谢综合征的特征。经考证分析，今之“代谢综合征”唯与古代“脂肥”病名最相符合，故试述之。

1　病因

1.1　**外因**　《医学心悟》指出：“凡人嗜食肥甘，或醇酒乳酪，内湿从内受。”饮食失调，过食肥甘油腻之品，俗称“吃口福”。这是因为人们对饮食的心理需求大于生理需要，从而出现富营养化。由于代步工具的现代化，生产智能化，劳动者减少了体能消耗；与此同时，人们自觉地进行体育锻炼活动的习惯尚未建立起来，在这种背景下人体摄入的过多营养物质不能通过消耗达到平衡，蕴于体内形成内湿，最终转化为脂肪储存起来，导致了代谢综合征的发生。过去上流社会的富贵病现今进入寻常百姓家，使脂肥病的发病率迅速上升。

1.2　**内因**　胃强脾弱是致病的主要内因。现今之人，时兴大食辛辣食物，过量饮酒，在饮食中放入过多的辛香类中药当作料。凡辛辣之品，性皆燥热，久食则热邪伤胃，造成胃热亢盛之势，必然出现消谷善饥，食欲亢进，摄入过多的饮食，致使营养过剩。脾气虚弱者其脾运化水谷的功能不足，脾失健运，不能将过剩的水谷精微化为气血，反而生成湿浊之邪气。久则湿聚成痰，痰凝成膏脂，变无形为有形，遂形成脂肥病。

2 病位

脂肥病位在三焦。三焦的生理功能主水谷精微传化、输布、排泄。《灵枢·营卫生会》云："上焦如雾，中焦如沤，下焦如渎。"《难经·三十难》曰："上焦者，在心下，下膈，在胃上口，主纳而不出；中焦者，在胃中脘，不上不下，主腐熟水谷；下焦者，当膀胱上口，主分别清浊，主出而不主纳，以传导也。"又云："三焦者，水谷之道路，气之所始终也。"在这里，《内经》《难经》将人体躯干划分为上、中、下三个部位，称为三焦。"上焦如雾"主要指胸中心、肺二脏；"中焦如沤"主要指上腹部脾、胃、肝、胆、胰等内脏；"下焦如渎"主要指下腹部肾、膀胱、大小肠。据以上分析来看，脂肥的病位在上、中、下三焦。

三焦的功能为受纳、腐熟、传导、气化。《素问·灵兰秘典论》云："膀胱者，州都之官，津液藏焉，气化则能出矣。"《素问·阴阳应象大论》云："味归形，形归气，气归精，精归化，精食气，形食味，化生精，气生形……精化为气。"以上阐明了"气化"及"形与气"的转化关系。这种气化过程与现代医学所谓的新陈代谢及人体的生理变化相符合。

有文献认为，三焦并不是一个单独的实质器官，而是指机体内存在的各种腔隙，包括组织间隙、关节间隙、细胞间隙，乃至分子间隙所构成的空间和通道，是机体内物质交换、物质运动发生的重要场所[1]。饮食物的消化吸收、水液的代谢、气血津液之间的转化等生命运动皆在此进行，即为"气化"的场所。三焦在功能上类似于现代医学的免疫防御、内分泌调节、物质交换及血液循环等，常与结缔组织病、痛证及内分泌疾患密切相关[2]。还有人提出三焦学说与脂肪组织及其内分泌功能极相似，参与调节糖、脂、能量的代谢[3]。

3 病机

《灵枢·决气》云："中焦受气取汁，变化而赤，是谓血。"《灵枢·营卫生会》曰："血之与气，异名同类。"所以，三焦是水谷代谢的通道，是气、血、津、液化生的场所，亦是其发挥营养全身作用的通道。三焦为气化之总司，总领五脏六腑的功能活动。当三焦传输气化功能正常发挥，水、谷、气、血、津、液升降出入通畅，才能使人体处于相对平衡的常态。

脾主运化，肝主疏泄，肾主水也。当三脏功能失调时，会直接影响三焦的功能发挥。水、谷、气、血、津、液升降出入便发生紊乱，从而化为浊邪，产生食浊、湿浊、痰浊、血浊。食浊郁胃则生胃热，伤脾则津聚为湿浊；湿聚成痰或成石，发为痰浊；湿浊入血，导致血浊；血浊成瘀，则瘀血内生；肝失疏泄可致气郁，气郁可加重血瘀；痰瘀互结于脉络，日久产生积垢，阻塞脉络，则气滞血瘀；继而久病入络，损及脏腑；诸浊郁久皆可化热生火，火则生毒，火毒伤阴耗气，导致气阴亏虚，由脾而累及肾脏。水谷正化则为清为养，异化则为浊为毒，浊毒郁积淫于三焦，肝之疏泄失司，清浊不分，清阳不升，浊阴不降，阴阳失衡，人体就会处于平衡失调的病态。正如《内经》所云："肝之积，曰肥气。""诸湿肿满，皆属于脾。"

目前，较为一致的认识[5,6]是，环境和遗传因素是代谢综合征的基础，少动与饮食不节是主要诱因；脾虚气弱是代谢综合征发病的内在因素；胃热炽盛，脾失健运，肝失疏泄是其发生、发展的不良后果。从现代医学的微观角度看，代谢综合征的发病核心是胰岛素抵抗；从中医宏观角度看，其核心为三焦功能障碍[7]。

4 临床表现

从《灵枢·卫气失常论》所作的"人有脂、有膏、有肉"、

“膏者，多气而皮纵缓，故能纵腹垂腴；肉者，身体容大；脂者，其身收小”描述来看，脂肥病以“纵腹垂腴”、“身体容大”、“其身收小”为特征。“纵腹垂腴”意为腹部因肥胖而下垂，亦称腹腆；“身体容大”意为身体躯干部因肥胖而容积增大；“其身收小”形容以腹部肥胖为特征的人，其四肢显得短小，即人体呈纺锤形，与现今西医所谓的中心型肥胖具有一致性。

5 治则

脂肥病湿邪初蕴期用消法、补法；痰蕴脾胃期用消法、补法加理血法（以活血为主）；痰瘀互结变证期消法、补法加理血法（以破瘀为主）；久病入络坏证期用消法、补法、理血法、调整阴阳法，诸法合参，随证辨治。

脂肥病以本虚标实为特点，虚、湿、痰、瘀是本病的主要致病因素。本虚以气虚、阴虚为主，标实以湿、痰、瘀诸浊邪为主。在辨证施治过程中，可在基本治法的基础上，根据邪从寒化，或从热化等不同情况随证化裁。需要强调的是，脂肥病治疗的主要方法是消法，不管病程处于何期，应一以贯之。程普明曰：“消者，去其壅也。藏府筋络肌肉之间，本无此物。而忽有之，必为消散，乃得其平。……凡人起居有常，饮食有节，和平恬憺，气血周流，谷神安畅，病安从来。惟夫一有不慎，则六淫外侵，七情内动，饮食停滞，邪日留止，则诸证生焉，法当及时消导。俾其速散气行，则愈耳。倘迁延日久，积气盘踞监牢，日渐强大，有欲拔不能之势，虽有智者，亦难为力，此当之有不消之过也。”[8]

6 诊断

6.1 代谢综合征诊断标准[9]

符合国际糖尿病联盟（IDF）2005 年颁布的代谢综合征定

义。其个体具有必备指标的基础上至少还有其他指标中的任何二项者可被诊断为代谢综合征。必要指标：中心性肥胖（在中国人种中定义男性腰围≥90cm，女性腰围≥80cm）。其他指标：甘油三酯≥150mmol（1.7mmol/L），或已接受针对性治疗；高密度脂蛋白胆固醇（HCD－C）水平降低；男性＜40mg/dl（1.03mmol/L），女性＜50mg（1.29mmoL/L），或已接受针对性的治疗；血压升高：收缩压（SBP）≥130mmHg或舒张压（DBP）≥85mmHg，或已接受降压治疗，或此前已被诊断为高血压；空腹血糖（FBG）≥100mg/dl（6.6mmol/L），或已被诊断为2型糖尿病。

6.2 脂肥病的辨证分期

参考《中医内科学》的相关章节内容及有关文献[10]，结合西医对代谢综合征的认识，根据笔者对脂肥病治疗的临床实践经验，拟定脂肥病的辨证分期标准如下。

6.2.1 湿邪初蕴期

主症：喜食肥甘油腻的食物，身体超重或轻度肥胖，胸脘痞闷，肢体困重，倦怠欲睡，口腻不渴或渴不欲饮。舌胖、苔白腻或黄腻，脉滑或濡缓。

次要症状：神疲乏力，头重如裹，大便正常或便溏、便秘。

主要参考指标：腰围轻度超标；高胰岛素血症；或血脂轻度升高；血压正常或血压处于临界状态。

治法：抑胃健脾　化湿控重

方药：平胃散合香砂六君子汤化裁

调理：高纤维、低热量、低盐饮食；每餐八分饱；每天有氧运动1小时。

6.2.2 痰蕴脾胃期

主症：身体肥胖，纵腹垂腴，身体容大，其身收小。胸脘痞胀不舒，倦怠乏力，身重嗜睡，渴不欲饮，舌胖有齿痕、苔白腻，脉滑或濡缓或弦。

次要症状：纳谷不馨，头晕目眩，便秘或便溏，小便混浊，或恶心呕吐痰涎。

主要参考指标：腰围重度超标，血脂紊乱，空腹血糖≥100mg/dl 或已诊断为2型糖尿病；高血压病1级或2级。

治法：抑胃健脾　化痰减肥　兼以活血

方药：平胃散合六君子汤、二陈汤化裁

调理：糖尿病饮食标准；低盐饮食；每天有氧运动2小时。

6.2.3　**痰瘀互结变证期**（并发症期）

（1）消渴：过食肥甘，滋生内热，发为消渴。

（2）头痛：脾失健运，痰浊中阻，上蒙清窍，清阳不展致头痛。

（3）眩晕、痴呆：痰湿中阻内停，则清阳不升，浊阴不降，闭阻清窍，损伤神志，则发生眩晕、痴呆。

（4）胸痹：湿浊、瘀血、痰浊阻滞血脉而生胸痹。

（5）水肿：脾为湿困，失其健运，泛溢肌肤，而成水肿。

（6）白内障、雀盲、耳聋：脾病及肾，肾阴亏损，肝失涵养，肝肾精血不能上承于耳目，则并发白内障、雀盲、耳聋。

（7）肺痨：脾为肺之母。脾虚失运，气血不足，阴精耗损致肺虚而发生肺痨。

（8）虚劳：脾肾损伤，气血不足，内不能和调于脏腑，外不能洒陈于营卫经脉，逐渐发展成虚劳。

（9）淋证：脾胃亏虚，中气下陷，下元不固，故致淋证。

（10）痹证：脾虚失运，痰湿内生，体肥身重，导致老年性膝关节病、痛风。

（11）疮疡、痈疽：脾气亏虚，湿邪内生，郁久化热，营阴被灼，经脉瘀阻，蕴毒成脓，溢于肌肤，则发为疮疡、痈疽。

（12）结石证：水液代谢障碍，代谢产物蓄积，湿邪内生，沉积日久，结而为石。

主要参考指标：体重、腰围重度超标；血糖超标；血脂严重紊乱；确诊为2型糖尿病多年；患3级高血压病多年，有动脉粥样硬化相关的辅助检查指标；或患有冠心病、糖尿病肾病、眼底病变、白内障、脂肪肝、泌尿系肝胆系结石、老年性膝关节炎、痛风、疖肿、皮肤溃疡、坏疽、肺结核、各种结石病等变证的相关辅助检查指标。

6.2.4 **久病入络坏证期**（严重并发症期）

（1）中风：嗜酒肥甘，中气亏虚，脾失健运，聚湿生痰，痰瘀交结，阻滞经络，蒙蔽清窍，遂发中风。

（2）真心痛：痰瘀互结，闭塞脉络，发为梗死，致真心痛。

（3）关格、癃闭：湿、痰、瘀毒损伤肾络而致关格、癃闭。

（4）脉痹：痰瘀互结，形成积垢，阻塞肢端脉络，发为脉痹。

（5）阴竭阳亡证：消渴病人若阴津极度耗损，虚阳浮越，可致面红、烦躁、恶心呕吐、目眶内陷、唇舌干红、息深而长，进一步发展可见昏迷、四肢厥冷、脉微细欲绝等危象。

主要参考指标：有与脑梗死、脑出血、心肌梗死、尿毒症、酮症酸中毒相关的辅助检查指标。

以上变证、坏证可按相关病种证型进行辨治。

7 结语

传统中医学长于对疾病过程的横断证候认识，短于对疾病纵向发展的系统性认识。对于脂肥病的纵向病情演变，在将中西医理论汇通的基础上，作一尝试性研究。这样，可有助于对脂肥病的防治，亦有助于中医对“病”的演变规律的探讨，有助于“治未病”理论的实践。西医的“代谢综合征”是近年提出的病名，中医教科书对此病亦未单列病种施治，但脂肥病将会成为当今的“时病”，发病率日益上升，会严重危害人们的身体健康，也会消耗大量的社会医疗资源，是亟需研究解决的问题。笔者的尝试性探讨，在于抛砖引玉，希同道指正。

参考文献

[1] 王志红，陈嵘，卞瑶等．中医学的三焦给我们的启示［J］．中华实用中西医杂志，2003，3（16）：763－764.

[2] 王雪华，于越．三焦形质及其功能的现代研究［J］．天津中医学院学报，2005，24（1）：34－37.

[3] 王智明．脂肪组织的内分泌功能与三焦实质［J］．中医药学刊，2003，21（8）：1312.

[4] 张小平．对湿的重新认识［J］．中医杂志，2009，50（4）：381.

[5] 杨丽华．从湿论治代谢综合征［J］．实用中医内科杂志，2005，19（3）：6，223.

[6] 杨辰华．从痰湿论治糖尿病胰岛素抵抗的体会［J］．四川中医，2005，23（1）：11.

[7] 倪青，等.2 型糖尿病合并代谢综合征患者并发症特征分析［J］．中医杂志，2007，48（9）：811.

[8] 日·丹波元坚编著．聿修堂医书选《药治通义》［M］．北京：人民卫生出版社，1984：117－118.

[9] 宋秀霞译，纪元农校．国际糖尿病联盟代谢综合征共识定义［M］．中华糖尿病杂志，2005，13（3）：178－180.

[10] 刘喜明.2 型糖尿病血瘀证的诊断与治疗方法［J］．中医杂志，2007，48（12）：1125－1127.

（本文曾发表于《光明中医》2011 年 4 月第 26 卷第 4 期，略有改动）

试述代谢综合征的中医病机

近年来，代谢综合征的发病率大幅度上升，严重危害人们的身体健康，引起了医学界的广泛关注。祖国医学在代谢综合征的防治上，具有明显优势。中医理论家与临床家们从理论和实践上已做了大量研究，取得了丰硕成果。对于代谢综合征的发病机理，笔者试从“浊淫三焦”角度进行探讨，研究“浊淫三焦”之病因病机与代谢综合征发病机理的相关性。

1 “浊”、“淫”的含义

1.1 “浊”的含义

“浊”本意为水不洁，不干净。在中医学文献中，“浊”有以下含义：①浊病：病证名。又名赤白浊，有尿浊、精浊之别。②水谷精华的浓浊部分。《素问·经脉别论》云：“食气入胃，浊气归心，淫精于脉。”③污浊之气。如呼出之气或肛门排出之气。④浊阴：与清阳相对的概念，一般指体内较重浊的物质。《素问·阴阳应象大论》云：“清阳出上窍，浊阴出下窍；清阳发腠理，浊阴走五脏；清阳实四肢，浊阴归六腑。”⑤浊邪：分自然界的秽浊之气与人体内生的重浊之邪气。《金匮要略》云：“浊邪居下。”这里多指湿浊之邪。“浊”在中医学中是一个很复杂的概念，就病证而言，主要指“赤白浊”，而就致病因素和病理产物而言，则包括痰浊、湿浊、浊毒、秽浊，实际上应该是指一类具有胶结、黏滞、重浊、稠厚、浑秽特性的内生病理产物或致病因素，我们认为可称之为“浊邪”[1]。

1.2 “淫”的含义

“淫”本意为过多、过甚之意。在中医学文献中，“淫”有以下含义：①病邪。如六淫。②溢满：浸润、流布。《素问·经脉别论》云：“淫气于筋。”“淫精于脉。”③逆乱，扰乱。《灵枢·病传》：“腹痛下淫。”④白淫的简称。《灵枢·五色》云：“其随而下之胝为淫，有润如膏状。”“淫”有四种含义，在本文中取其“溢满”、“逆乱、扰乱”之义。

2 “浊淫三焦”的发病机理

赵氏认为浊邪致病多表现为以下特点：①浊邪黏滞，容易阻塞气机：浊为阴邪，其性黏滞，最易困阻脾之清阳，阻塞气机。脾胃为人体气机升降运动的枢纽，脾不升清，胃不降浊，气机升降失常。②浊邪害清，容易蒙蔽清窍：湿浊之邪伤人，阻遏清阳，蒙蔽神明、心窍、头部孔窍，出现头昏目眩，神昏谵妄，甚或失聪。浊邪为病，常与痰、湿、瘀、毒并存。较之湿邪，更为黏腻滞涩、重浊稠厚。因此，病势更为缠绵难愈，多久久不能尽除。③浊邪多裹挟痰、湿、瘀、毒，缠绵难愈，变化多端。如《景岳全书》云：“言寒温不适，饮食不节，而病生肠胃，故曰浊气在中也。”而浊邪内留，进一步又可损伤五脏六腑，壅塞三焦，最终可以导致气机失去升降出入之序[1]。

《灵枢·决气》云：“中焦受气取汁，变化而赤，是谓血。”《灵枢·营卫生会》曰：“血之与气，异名同类。”所以说，三焦是水、谷代谢的通道，气、血、津、精化生的场所，亦是共同发挥营养全身作用的通道。三焦为气化之总司，总领五脏六腑的功能活动。当三焦气化功能正常发挥，气血津液的升降出入通畅，才能使人体处于相对平衡的常态。《格致余论》曰：“或因忧郁，或因厚味，或因无汗，或因补剂，气腾血沸，清化为浊。”叶天士云：“惊惶愤怒，都主肝阳上冒，血沸气滞瘀浊。或因饮食劳倦，困脾碍胃，气机失调，清阳不升，浊阴不降。”当三焦气化功能失常时，水、谷、气、血、津、液的升降出入便发生紊乱，由于三焦气化功能失调，水谷之精微不能完全化为“气、血”，而异化为湿浊之邪。湿浊的存在，又导致血浊、痰浊、瘀浊、火、毒等病理产物的产生。这些病理产物进一步扰乱了三焦正常功能的发挥，“气化”紊乱而加重病情，使五脏六腑均受累，此即谓“浊淫三焦”。从而产生食浊、湿浊、痰浊、血浊、瘀浊等淫于三焦而致病。

2.1 **食浊**

饮食不节，嗜食肥甘油腻，或暴饮暴食，食不得化，变为食浊郁滞体内，损伤脾气，致津液不得运化转输，故湿从内生，聚而成痰，痰浊生脂。或郁久化热，使胃热炽盛，伤阴耗气，引发消渴。现代医学认为，中医的脾与消化吸收、血液生成、自主神经调节和机体免疫等密切相关，是体内代谢的中心环节，无论外源性脂质，还是内源性脂质均涉及脾胃的内运功能；脾与人体多种受体和酶有密切关系，多种脂蛋白受体和多种水解酶异常是血脂异常的基本病理改变[2]。《素问·异法方宜论》曰："西方者……其民华食而脂肥。"人体摄入过多的营养物质则变为食浊，蕴于体内则形成湿浊，导致血脂紊乱。这些营养物质不能通过消耗达到平衡时，最终转化为脂肪储存起来，导致脂肥发生。

2.2 **湿浊**

内湿的形成，多因饮食不节，饮食生冷酒醴肥甘，或饥饱失常，损伤脾胃，脾伤则运化失常，致津液不得运化传输，故湿浊从内而生，聚而为患。肾为先天之本，主水，具有主持和调节人体津液代谢的作用。肾虚则津液代谢失常，易使津液清从浊化；或肝失疏泄，木不疏土，致湿浊内聚。《素问·至真要大论》曰："诸湿肿满，皆属于脾。"《医学心悟》指出："凡人嗜食肥甘，或醇酒乳酪，内湿从内受。"张氏认为，水液代谢障碍弥漫浸渍于人体组织中的状态被称为湿，所以病理之水形成的基础为湿。体内外环境不能维持机体正常水液的吸收、运行、输布、利用和排泄的相对稳定，有害物质蓄积于体内，影响机体各大系统、组织器官、细胞、细胞器等生理功能，各种疾病就可能发生。因此，体内水液代谢障碍，代谢产物的蓄积，就是湿邪的本质。即所谓"人无湿不病"。饮食不节，过饱或暴饮暴食，致脾胃损伤，饮食停滞，初见嗳腐吞酸、厌食、嗳气、脘腹胀满或吐泻，久则成瘀化热，聚湿生痰……。过食肥甘，湿热内生，引致痈、疽、疮毒等。外感、内伤之湿，聚而为水，饮、痰、结石为几类湿邪沉积日久而成，故曰“痰饮、结石为湿之子”[3]。内生之湿浊常视人体脏腑功能的不同、素质的差异以及治疗不当而转化，如胃热素盛者治疗妄加温燥者，易从热化；脾阳素虚或过食寒凉者易从寒化。湿从寒化，乃湿邪致病的主要发展趋势。以上说明水谷之精微化生成气血，对人体有濡养补益作用。运化失常，水津不布，水谷精微则化为湿浊。日久湿浊生痰，成膏成脂，导致人体肥胖。

2.3 痰浊

痰浊的形成主要有四方面的因素。脾失运化，水湿内停，凝聚为痰。肺失宣肃，肺津凝聚成痰。肝气郁结，痰郁互结，可发为郁痰。人到中老年，肾气衰弱，蒸腾气化功能失调，津液蒸化不能，异化为痰浊。《景岳全书》云：“痰即人之津液，无非水谷之所化。但化得其正，则形体强，营卫充；若化失其正，则脏腑病，津液败，而气血则成痰浊。”《赤水玄珠》云：“津液者，血之余，行于脉外，流通一身，如天之清露。若血浊气滞，则凝聚而为痰，痰乃津液之变，遍身上下，无处不到。”《证治汇补》云：“脾虚不分清浊，停留津液而痰生。”若脾失健运，一则致脾不布津，津聚生湿，湿聚为痰，痰浊成脂；二则致水谷精微转输不利，排泄失常，浊脂滞留，血脂升高，血流不畅，久则化为痰浊，渐成瘀滞[4]。

2.4 血浊

血浊的形成原因为湿、痰二浊入血所致，《灵枢·血络论》云：“阳气蓄积，久留而不泻者，其血黑以浊，故不能射。”一个“浊”字点出了高脂血症的病源所在，但血脂本身并不是致病因素，而病源是由异常血脂引起的病理产生脂浊（痰浊和瘀血）所为[4]。《医学正传》云：“津液稠黏，为痰为饮，积久渗入脉中，血为之浊。”代谢综合征患者肥胖为痰盛体质，血脂异常为痰浊在血。由于血糖升高，出现糖化血红蛋白与糖化血清蛋白的增高，为浊邪内停。精微蓄积为浊（糖浊、脂浊、蛋白浊），水湿内停，聚集蕴结为痰。血脂是血中脂类物质的总称，是人体内参与能量代谢的重要物质。《灵枢·五癃津液别》曰："五谷之津液，和合而名膏者，内浸于骨空，补益脑髓，而下流于阴股。"张志聪说："中焦之气，蒸津化液，其精微……溢于外则皮肉膏脂，余于内则膏脂丰满。"中医典籍中对"脂、膏"的论述与现代医学对"正常血脂"、高血脂症、肥胖症相符合。其实中医所谓的"血"包括水液、糖、脂及各种营养物质在内，是水谷精微化生"营、血"的重要组成部分，正常情况下参与机体脏腑器官的营养与代谢。当这些物质过剩，超过生理需要量时，便发生由量变到质变的转化，成为致病因素，这充分证明了水谷精微物质进入人体时，正则为"养"，过则为"浊"为"毒"的两面性。

2.5　瘀浊

肝主疏泄，条达情志。若肝气郁结，可导致气滞不畅，气滞则血瘀。《医林改错》云："元气既虚，必不能达于血管，血管无气，必停留而为瘀。"津液不规正化成痰浊，阻于血管脉络，影响血行，必致血瘀。瘀血、痰瘀互结于血，互为因果，痰瘀交结，致使脉络拥塞不畅，变证百出。

党氏认为，脂质代谢紊乱，过氧化脂质对血管内皮的损伤导致动脉粥样硬化，其病理与中医学的痰浊、瘀血密切相关[5]。高脂血症向动脉粥样硬化发展过程中存在"由痰致瘀"、"痰瘀互结"的病理状态。与"痰浊"的物质基础比较，血瘀证的发生往往在痰浊证之后，是属于动脉粥样硬化的较晚阶段，也印证了中医"久病皆瘀"、"痰多挟瘀"的理论[6]。近年来，更有现代医家提出了"瘀浊"的说法，大抵为瘀血与痰浊相叠而成[1]。

2.6　火邪

内火多由情志抑郁、劳欲过度，食、湿、痰、瘀诸浊久蕴体内，脏腑功能失调而化火。《素问·调经论》说："阴虚生内热，阳盛生外热。"以及"气有余便是火"，指的就是内生之火。火邪是食浊、湿浊、痰浊、血浊、瘀浊、气郁不得化解，最终导致阴阳平衡失调的产物。其对人体的危害进一步加深。

2.7　浊毒

浊毒：古代文献少有"浊"与"毒"并称者，《金匮要略心典》曰："毒，邪气蕴结不解之谓。"因此可见，邪气亢盛剧烈，或蕴结日久可化为毒。即所谓邪盛极谓之毒。浊毒，当为浊邪蕴结不解，日久化毒，此时，具有毒与浊双重的病理产物特性。与单纯浊邪相比，更易耗伤气血，败坏藏腑[1]。《素问·五常政大论》曰："夫毒者，皆五行标盛、暴烈之气所为也。"在代谢综合征中正常的血糖、血脂、体脂，均本为人体正常所需的生理物质，却"由于代谢障碍超出其生理需要量"而"转化为致病物质"形成"糖毒"、"脂毒"、"火毒"、痰浊、瘀血等[7]。食浊、湿浊、痰浊、血浊、瘀浊、火、毒诸邪皆对人体造成毒害，故浊毒内生。

2.8　久病入络

络病是指因各种因素致络中营卫气血运行、输布及渗化失常，出现络脉瘀滞，痹阻不通的一类病证。

络脉是经络系统的分支，包括十五别络、孙络、浮络和血络等内容，具有贯通表里上下、环流气血津液、渗灌脏腑组织等生理功能。络病侧重于脉络，除涵盖血液黏、稠、凝、聚病变外，还包括血管自身的病变。在其形成和发展中，基本病机为毒滞络脉，蕴蓄的火、痰、瘀不解，化毒为病。络病主要的病理基本为络虚不荣，络脉绌急，络脉瘀滞[8]。《素问·痹论》指出："病久入深，营卫之行涩。经络时疏，故不通。"以上论述阐明火、痰、瘀邪以损伤脉管（大血管）为主。若留恋日久，邪毒不解，可导致毛细血管（微血管）损伤，发生瘀阻病变。日久痰浊瘀血互结于络脉（毛细血管）壁，形成固定不移、有形可征的络脉癥瘕[9]，此即久病入络。

2.9　小结

食浊伤脾则脾不散精，津聚为湿浊；湿聚成痰，则为痰浊；痰湿侵入脉络，与血相合，形成血浊；痰瘀互结阻于脉络，形成瘀浊；痰瘀互结，损伤脉络，则久病入络，伤及脏腑；食浊、湿浊、痰浊、血浊、瘀浊、气郁皆可化热生火；火则生毒，毒损机体，伤阴耗气，由脾病累及肾脏。水谷正化则为清为养，过则为浊为毒，这些病理产物导致机体清浊不分，阴阳失调，清阳不升，浊阴不降，人体就会处于平衡失调的病态，从而浊淫三焦致病。无论血糖升高、血脂紊乱还是体脂超量等，都是由于三焦功能障碍，“管道”不通或“通而不畅”，“如雾”之散布、“如沤”之腐熟、“如渎”之排泄不能所致[10]。

目前，较为一致的认识是[11,12]，环境和遗传因素是代谢综合征的发病基础；少动与饮食不节是主要诱因；脾虚气弱是代谢综合征发病的内在因素；胃热炽盛、脾失健运、肝失疏泄是其发生、发展的重要环节；痰、湿、瘀既是致病因子，亦是病理产物，并成为多种并发症形成的主要原因；虚损至极、变证百出是代谢综合征的不良后果。从现代医学的微观角度看，代谢综合征的发病核心为胰岛素抵抗；从中医学宏观角度看，其核心为三焦功能障碍[13]。

3　“浊淫三焦”与代谢综合征的临床辨治

3.1　代谢综合征的诊断标准[14]

符合国际糖尿病联盟（IDF）2005年颁布的代谢综合征定义。其个体具有必备指标的基础上至少还有其他指标中的任何二项者可被诊断为代谢综合征。必要指标：中心性肥胖（在中国人种中定义男性腰围≥90cm，女性腰围≥80cm）。其他指标：甘油三酯≥150mmol（1.7mmol/L），或已接受针对性治疗；高密度脂蛋白胆固醇（HCD－C）水平降低；男性<40mg/dl（1.03mmol/L），女性<50mg（1.29mmol/L），或已接受针对性的治疗；血压升高：收缩压（SBP）≥130mmHg或舒张压（DBP）≥85mmHg，或已接受降压治疗，或此前已被诊断为高血压；空腹血糖（FBG）≥100mg/dl（5.6mmol/L），或已被诊断为2型糖尿病。

3.2 “浊淫三焦”的临床表现

身体肥胖，纵腹垂腴，身体容大，其身收小。胸脘痞胀，身重嗜睡。或神疲乏力，头重如裹，大便正常或便溏。或头晕目眩，肢倦乏力，便秘或便溏，小便混浊，恶心呕吐痰涎。或久病入络，变证百出，引起消渴、中风、关格、痈疽、痴呆等一系列恶候。

3.3 治则

在临床上可根据辨证结论，采用健脾化湿祛痰、芳香化浊、辛开苦降、渗湿利浊、通腑泄浊、活血化瘀等治法，随证选用六君子汤、二陈汤、平胃散、半夏泻心汤、萆薢分清饮、大承气汤、补阳还五汤、越鞠丸等化裁。

4 结语

三焦学说是中医整体观的体现，人体以五脏为中心，五脏六腑通过经络与形体四肢百骸、官窍相联系，局部病变可影响于内，内脏疾病也可反映于外。即所谓“有诸内必行诸外”。代谢综合征是一种全身性疾病，其病变几乎涉及所有内脏器官，所以说浊淫三焦之病因病机与代谢综合征的发病机理相符合，其临床表现具有相似性。

参考文献

［1］赵进喜，庞博．中医学“浊”的含义及临床意义［J］．中医杂志，2009，50（7）：581－582.

［2］陈修，陈维州，曾桂云主编．心血管药理学［M］．北京：人民卫生出版社，1989：497.

［3］张晓平．对“湿”的重新认识［J］．中医杂志，2009，50（4）：380－381.

［4］张金生，王阶．中医降脂机理探要［J］．中医杂志，2007，48（5）：392－393.

［5］黄学敏，党毓起．软化冠脉汤治冠心病［J］．陕西中医，1999，13（6）：22－23，35.

［6］马杰，陈健秋．祛痰化瘀法治疗动脉粥样硬化的临床与实验研究［J］．中国中西医结合杂志，2006，26（12）：1135－1138.

［7］姜良铎，张永生．从“毒”论治初探［J］．北京中医药大学学报，1998，25（5）：2.

［8］王昀，等．论络病理论与心脑血管疾病的相关性［J］．中医杂志，2008，49（4）：293，295.

［9］李振中，尹翠梅，丁学屏．痰浊与糖尿病微血管病变［J］．中国中医药信息杂志，2003，10（11）：72.

［10］张剑．从三焦与“毒”探讨代谢综合征［J］．中医杂志，2007，48（6）：487－488.

［11］杨丽华．从湿论治代谢综合征［J］．实用中医内科杂志，2005，19（3）：6，223.

［12］杨辰华．从痰湿论治糖尿病胰岛素抵抗的体会［J］．四川中医，2005，23（1）：11.

［13］倪青，等．2 型糖尿病合并代谢综合征患者并发症特征分析［J］．中医杂志，2007，48（9）：811.

［14］宋秀霞译，纪元农校．国际糖尿病联盟代谢综合征共识定义

[M]. 中华糖尿病杂志，2005，13（3）：178－180.

（本文曾发表于《光明中医》2011年5月第26卷第5期，略有改动）

汉代医圣张仲景临床应用大黄浅析

大黄药用已有2000余年的历史，历代医家将其冠以“将军”之名，有斩关夺隘之功。此之谓用药如用兵也。大黄在汉代已被广泛应用，尤以医圣张仲景为代表。在《伤寒论》《金匮要略》两书中，大黄被运用得极为广泛。《神农本草经》云：“大黄一名黄良。”“味苦寒，无毒。主下瘀血、血闭、寒热，破癥瘕积聚、留饮、宿食，荡涤肠胃，推陈致新，通利水谷，调中化食，安和五脏。”由此可见，大黄具有多种功效。大黄苦、寒，归脾、胃、大肠、肝、心经。入血分兼入气分。善治一切里热实证。除邪气而不伤正气。张仲景以大黄为主药或辅药，创制大黄复方类方剂，用于行气血、下瘀血；除宿食，利肝、胆湿热；止血热吐衄；化无形之痞满；上可止吐、下可止痢，可峻、可缓、可温、可清。用量少则二分，多则一斤；既可用于急性病，又可治疗慢性病；既可治轻症，亦可治重症、顽疾；达运用自如，无所不能之最高境界。实为大黄疗疾的第一大家。所创应用大黄之法度，为后世医家立下了准绳。

1 临床应用

1.1 清热解毒法

张仲景《金匮·疮痈肠痈浸淫病脉并治》指出：“肠痈者，少腹肿痞，按之即痛如淋，小便自调，时时发热，自汗出，复恶寒。其脉迟者，脓未成，可下之，当有血。脉洪者，脓已成，不可下也。大黄牡丹皮汤主之。”该条指出肠痈初起尚未成脓的辨证施治方法。肠痈系热毒聚于下焦，营血瘀结于肠中，化热所致。大黄牡丹皮汤由大黄、牡丹皮、桃仁、冬瓜仁、芒硝组成，方中大黄用来涤荡下焦肠中瘀结之热毒。芒硝软坚散结，桃仁、牡丹皮凉血散血、祛瘀，冬瓜仁排脓散痈。全方位清热解毒、消肿排脓之功效。投之肠痈，效如桴鼓。

1.2　清热利湿法

张仲景《伤寒论》第236条指出：“阳明病，发热，汗出者，此为热越，不能发黄也。但头汗出，身无汗。剂颈而还，小便不利，渴饮水浆者，此为瘀热在里，身必发黄，茵陈蒿汤为主。”该条为阳明病瘀热在里引发黄疸的证治。方中茵陈、大黄、栀子皆为苦寒之品，寒能清热，苦能燥湿，使湿热之邪从大小便排出体外。

1.3　清热和胃法

张仲景《伤寒论》第154条指出：“心下痞，按之濡，其脉关上浮者，大黄黄连泻心汤主之。”方中之大黄取其苦寒泻热、和胃开结之功，配黄连、黄芩清泄心、肺之火。《伤寒论》第155条指出：“心下痞而得恶寒汗出者，附子泻心汤为之。”方中大黄清热泻火，黄芩、黄连清胃泻热，附子温经回阳固表。这两条均为心下痞而设。前条为热痞的证治，后条为热痞兼表证的证治。其用法不是久煎取味，而是以麻沸汤浸泡片刻，绞汁而饮，以取其气，附子则另煎取汁。取其气的目的在于使清胃之无形邪热，以和其胃，而不在于泻下攻积也。

1.4　荡涤胃肠

张仲景创制的大、小、调胃三承气汤，是对《本经》所谓大黄“荡涤胃肠”的绝妙应用，主治邪热转属阳明与肠间糟粕相结所形成的“胃家实”证。《伤寒论》第225条指出：“二阳并病，太阳证罢，但发潮热，手足汗出，大便难而谵语者，下之则愈，宜大承气汤。”本方由大黄、厚朴、枳实、芒硝组成，主阳明腑实证。方中大黄苦寒泄热祛湿，推新致新。配枳实、厚朴疏通气机，并用芒硝软坚泻下。四药相合，其攻下实热、荡涤燥结最为迅猛。又如《伤寒论》第248条、249条的调胃承气汤，213条、205条的小承气汤，其大黄都是此种用法。若大承气汤减去芒硝，名为小承气汤，适用于阳明腑实证中气滞较甚者；若大承气汤减去枳实、厚朴，加上甘草，名为调胃承气汤，适用于阳明腑实证中燥结较甚者。《伤寒论》中第393条枳实栀子豉汤后的加减法：“若有宿食者，内大黄如博棋子大五六枚，服之愈。”与《金匮·腹满寒疝宿食病脉证并治》中的厚朴七物汤后的加减法：“下利去大黄。”两方互相对照，对比鲜明，反映了张仲景使用大黄的要旨，皆为利大便是也。

1.5　通利水道法

大黄除通利谷道大肠之功外，还可通利水道。《伤寒论》第134条的大陷胸汤证，为治疗结胸而设。结胸证乃由邪热与内蕴之水饮结于胸中所致，可用泄热逐水之法，以泻其实。大陷胸汤，方由大黄、芒硝、甘遂组成。三药共奏破结逐水之功，主治水与热互结于上中二焦所致的“结胸热实，脉沉而紧，心下痛，按之石硬”，或“有潮热，从心下致少腑硬满而痛不可近者”。大陷胸丸，方由大陷胸汤加葶苈子、杏仁、白蜜组成，此方改汤为丸，加葶苈子、杏仁宣泄肺气，白蜜缓和泻下之性，适用于大陷胸汤证而邪结高位兼有“项亦强，如柔痉状”者。

1.6　泻下攻积法

能导致肠道积滞、大便秘结的原因有多方面，但不外实热内结与寒实内结两大类。凡实热内结，大黄多与厚朴、芒硝、枳实配伍，如大承气汤。凡寒实内结，大黄多与附子、干姜配伍，以温下寒积。如《金匮·腹满寒疝宿病脉证治》中指出：“胁下偏痛，发热，其脉紧弦，此寒也，以温下之，宜大黄附子汤。”方中大黄泻下通便，附子温阳散寒，细辛散寒止痛，仍温下之典范。又如《金匮要略》中所三物备急丸，大黄与干姜、巴豆配伍，攻逐寒实冷积。

1.7　活血祛瘀法

《伤寒论》第124条指出："太阳病，六七日表证仍在，脉微而沉，反不结胸，其人发狂者，以热在下焦，少腹当硬满，小便自利者。下血乃愈。所以然者，以太阳随经，瘀热在里故也。抵当汤主之。"抵当汤由大黄（酒洗）、水蛭、虻虫、桃仁组成，方中大黄泻热散瘀，配伍水蛭、桃仁、虻虫直入血络中，共奏破血逐瘀之功效。《金匮·妇人产后病脉证并治》中指出："产妇腹痛，法当以枳实芍药散，假令不愈者，此腹中有干血著脐下，宜下瘀血汤主之。"下瘀血汤由大黄、桃仁、䗪虫组成，炼蜜为丸，以酒一升，煎一丸，取八合顿服之。方中大黄荡逐瘀血，桃仁活血化瘀，兼以润燥，䗪虫下瘀血。三药相合，具逐瘀下血之效。此外，还有《伤寒论》中的桃核承气汤、大黄甘遂汤，方中的大黄均取其活血祛瘀之效。仲景所制方中，用大黄活血祛瘀善于与桃仁、水蛭、虻虫配伍，并将大黄酒制后用，或用酒煎煮，或用药饮服，为取其酒善行鼓舞气血之功，引药直达病所是也。

1.8　破血消癥法

《金匮要略》中的大黄䗪虫丸，该方以大黄与䗪虫、虻虫、水蛭、桃仁等逐瘀药为主，配干地黄、芍药、甘草等补药，主治五劳七伤，正虚血瘀所致的"内有干血"之病证。鳖甲煎丸，以鳖甲软坚散结为主，配大黄、桃仁、䗪虫、蜣螂等破瘀血之药，配以人参、阿胶、芍药补助气血，攻补兼施、扶正祛邪。主治疟疾经久不愈、正气渐虚、假血依痰，居于胁下，"结为癥瘕"的虐母之证。

1.9 逐痰泻饮法

《金匮·痰饮咳嗽病脉证兼治》指出："腹满，口干舌燥，此肠间有水气，已椒苈黄丸主之。"该条论述肠间痰饮，饮留肠胃的证治。"腹满"者，乃水走肠间，阻遏气机，水谷精微不得输布全身，变化为饮，留而不去，所以腹满。用已椒苈黄丸攻逐肠间之痰饮。方中防已、椒目辛宣苦降，导水从小便而出。大黄攻逐，逐水从谷道而出。二道并用，痰饮有其出路。

1.10 降火止血法

《金匮·惊悸吐衄下血胸满瘀血病脉证并治》中云："心气不足，吐血、衄血、泻心汤主之。"该条指出泻心汤主治。泻心汤由大黄、黄连、黄芩组成，方中大黄导热下行与黄连、黄芩配伍，清热降火，釜底抽薪，使火热之邪伤及血络所致的吐血、衄血自止。

2 结语

人之所以维持正常的生命活动，是新陈代谢、吐故纳新的结果。但在新陈代谢的过程中，会产生废物，如果人体不能自我排除，久留体内，聚而为害，这就需要用药物来帮助人体清除废物、有害之物。归纳大黄的各种功效，其关键是"推陈致新"，使人体恢复常态，回归健康。邪气被驱逐，正气则自安。五脏安和，生生不息。

大黄临床应用千年不衰，确为神奇圣药。在封建社会，上至皇帝、太后，下至宫女、太监，不论长幼、男女，均选大黄疗疾；在民间，因其价廉易得，更是寻常百姓的常用中药。不论内科、外科、妇科、儿科都广泛应用。既可内服，亦可外敷，因炮制方法不同，其功效又有变化。因证选择，无不建功。

参考文献

[1] 吕光杰，史爱珍，张德江．经方对大黄的应用［J］．中医文

献杂志，2001（70）：3－5.

［2］杨业军．仲景应用大黄及其配伍浅析［J］．中医文献杂志，2001（70）：5－7.

（本文曾发表于《中国社区医师》2006年6月总第146期）

复乙汤治疗乙型肝炎疗效观察

乙型肝炎在我国人群中是常见病、多发病，其中10%急性乙肝转为慢性。轻度慢性乙型肝炎（CHB）一般预后良好，但中度CHB容易发展为慢性重型肝炎或失代偿期肝硬化，严重影响人们的身心健康和生命。对CHB尚无特效疗法。

自2003年1月至2005年10月，我们采用自拟中药方剂复乙汤治疗慢性乙型肝炎216例，现报告如下。

1　临床资料

从门诊或住院病人中选取397例慢性乙型肝炎病人，按1995年北京全国传染病和寄生虫病学术会议修订的诊断标准诊断和分型。均未合并丙、丁肝炎及脂肪肝等其他肝脏疾患。其中男236例，女161例；年龄19～63岁，平均41.8岁；病程0.8～11.3年，平均4.6年。CHB病情分度：轻度237例，中度129例，重度31例。

2　分组方法

397例随机分为治疗与对照组。其中治疗组216例：平均年龄42.2岁；平均病程4.57年；男127例，女89例；病情轻度者128例，中度者72例，重度者16例。对照组181例：平均年龄41.5岁；平均病程4.63年；男108例，女73例；病情轻度者109例，中度者57例，重度者15例。两组在年龄、性别、病程、病情等方面，经统计学处理差异无显著性意义（以上各项经 t 检验，均 $P<0.05$），具有可比性。

3 治疗方法

治疗组给复乙汤口服。复乙汤用自动煎药机（韩国产，型号为 GHL－C1 型）煎制并灌装成袋，每日 1 剂，分 2 次服用；对照组给澳泰乐冲剂（1 包，tid）和水飞蓟素片（77mg，tid）口服。两组病人必要时可给维生素及能量合剂等支持治疗。两组均 4 周为 1 疗程，连续治疗 3 个疗程。

4 复乙汤方组成

柴胡 10～15g，枳壳 10g，升麻 10g，黄芪 30～45g，人参 4～6g，丹参 10～15g，金钱草 15～20g，薏苡仁 15～30g，五味子 10～15g，当归 10～15g，炒桃仁 5～10g，甘草 5～10g。

5 观察指标

治疗前后分别观察患者的症状、体征变化情况；治疗 1 个月、3 个月分别查肝功、HBVM 及 HBV－DAN（定性）；治疗 3 个月及停药 6 个月后分别查肝、脾 B 超；两组患者用药后不良反应。

6 疗效判断

显效：主要症状、体征消失，肝功能及白/球比例恢复正常；有效：主要症状、体征基本消失，肝功能及白/球比例好转；无效：未达以上标准者。

7 数据处理

对各组数据进行统计学处理。

8 治疗结果

治疗组和对照组中均有少数患者，或因经济困难未坚持至疗程结束，或因住址变更而未随访至原定时间，排除这些患者，治疗组共治疗 202 例，对照组治疗 171 例。两组重新进行统计学处理，在年龄、性别、病程、病情等方面差异无显著性意义（$P>0.05$）。

8.1　两组治疗后，主要症状、体征均有改善，但治疗组在改善腹胀方面优于对照组，与对照组相比差异有显著性意义（$P<0.05$）。

8.2　治疗后肝功各指标均好转，治疗组在白蛋白提高及白/球（A/G）方面优于对照组，与对照组相比差异有显著性意义（$P<0.05$）。

8.3　两组治疗后 HBVM 及 HBVDAN 均有一定数量发生阴转，治疗组 HBsAg 及 HBeAg 阴转率相对较高，但无统计学意义（$P>0.05$）。

8.4　两组治疗后 B 超恢复情况差异无显著性意义（$P>0.05$）。

8.5　两组治疗 3 个月后总有效率比较（n），治疗组（n=202）显效 102 例，有效 64 例，无效 36 例，总有效率 82.17%；对照组（n=171）显效 79 例，有效 47 例，无效 45 例，总有效率 73.68%。治疗组与对照组比较差异有显著性意义（$P<0.05$），转归治疗组优于对照组。

8.6　副作用：治疗组服用复乙汤后，16 例出现恶心，经调整药物口感、改变服药时间等处理后均能坚持到疗程结束；对照组治疗过程中，19 例出现恶心，6 例出现上腹痛、反酸，经对症处理后，未影响继续治疗。

9　讨论

现代医学认为，乙肝病人肝组织病变主要是机体免疫应答所引起的，HBV 对肝细胞亦有直接损伤。肝细胞内 HBV 的复制和表达激发炎症活动，引起一系列组织病变；另一方面，免疫炎症又清除病毒，或迫使病毒变异后部分病人持续感染。因此，HBV

在免疫功能正常的感染者引起慢性肝炎。在治疗方面，对 HBV 的慢性感染状态尚缺乏有效的治疗方法。目前所采取的抗病毒、抗肝纤维化、调节免疫、保肝、退黄等治疗仍具有一定的局限性。

中医有关 CHB 的病因病机诸家论述颇多。1978 年杭州会议认为，湿热蕴结日久，伤及肝、脾、肾三脏，并导致阴阳气血失调，形成“湿热余邪残留未尽，肝郁脾肾气血虚”的局面。20 世纪 80 年代以来，中医对 CHB 的研究甚为活跃，从文献、临床及借助现代科学技术进行探索和研究，对乙肝病机的研究渐趋全面。根据文献研究，有人认为慢性乙肝的病因病机为：湿邪留恋、湿热胶结是主要成因；湿困中州、脾土虚弱是迁延时日的症结所在；湿邪郁久、肾阴虚是其必然转归。还有人认为，本病是由湿热之毒所致，病变早期以湿热蕴遏脾胃为因，湿热熏蒸肝胆则形成湿热中阻证。随着病程延长，湿热留滞肝经，肝之疏泻失职，则形成肝气郁滞证。久郁化火，内、外之热（火）相合，使肝经湿热蕴结成毒，肝阴耗损累及于肾，形成肝肾阴虚，肝病传脾，土败木贼而发肝郁虚证。湿热之毒内侵气分，留恋不化，正气渐伤，正不胜邪，邪入血分，血行不畅而成瘀，形成肝血瘀滞证。所以肝经湿热是本病的主要病因，瘀和毒是导致本病的主要病机。湿为阴邪，其性黏滞，故本病复杂多变，病程迁延。

我们在继承前人治疗慢性肝炎的经验基础上，结合现代医学对本病的认识，根据此类患者的临床表现，对病因病机作了深入的探讨，认为湿热夹毒、邪毒留恋、乙肝病毒持续存在是致病的主要原因，正气虚损、免疫功能紊乱或低下为重要病机，肝失条达、气滞血瘀、微循环障碍又是本病的基本病理变化。因此，我们掌握的治疗总则为补虚、清毒、祛瘀，但以补虚为主，着眼于蛋白代谢，并结合现代药理研究成果制定了具有补虚为主，兼具清毒、祛瘀作用的复乙汤处方及配伍（由柴胡、枳壳、升麻、金钱草、薏苡仁、茵陈、虎杖、人参、丹参、白术、黄芪、板蓝根、苦参、甘草、五味子、当归、桃仁等组成）。方中重用白术、人参、黄芪、五味子，益气健脾。现代药理研究同时证明，该组药物具有保护肝细胞、促进肝细胞合成白蛋白的作用，也可诱发人体产生干扰素，还可通过提高网状内皮细胞的吞噬功能，增强淋巴细胞及白细胞功能以及促进抗体的生成并延长抗体存在时间来增强机体免疫功能。另五味子可降酶退黄，枳壳理气。方中丹参、当归、桃仁有活血化瘀、软坚散结的作用。茵陈、苦参、柴胡、金钱草、薏苡仁等具有清热利湿、抑制乙肝病毒的作用。升麻降酶解毒。

近年中草药提取物制成的注射液不断应用于临床，收到了较好效果。其中，从苦参等豆科植物中提取有效成分制成的苦参碱型生物碱，目前临床应用较多，研究也较深入。临床研究表明，它具有抗乙肝病毒作用，与干扰素比较无显著差异，其抗病毒作用机理可能与其诱生干扰素、抑制乙肝病毒蛋白质合成有关。苦参碱也有改善肝细胞功能的作用，此外，尚有减轻肝纤维化的作用。诸药配伍，共收补虚、化瘀、清解之功效。

本资料显示，复乙汤对 CHB 患者可明显起到缓解症状、保护和改善肝功能、提高 A/G 比例的作用，是治疗 CHB 的有效方法，该疗法具备无痛苦、简便、有效、费用低廉等优点，适合向广大病人推广使用。

参考文献

[1] 彭文伟主编. 传染病学 [M]. 第5版，北京：人民卫生出版社，2001：41－42.

[2] 中华医学会传染病寄生虫病学会修订. 病毒性肝炎防治方案 [M]. 中国传染病杂志，1995，13：241－247.

[3] 彭文伟主编. 病毒性肝炎研究 [M]. 广州：广东科技出版

社，1999：35.

［4］王丽春，赵连三．中药抗肝纤维化的实验研究概况［J］．中医杂志，2005，3：228－229.

（本文曾发表于《中国社区医师》2006 年 12 月总第 152 期略有改动）

天龙丹咳喘汤治疗咳嗽变异性哮喘

咳嗽变异性哮喘（CVA）又称变异性咳嗽、咳嗽型哮喘，是哮喘的一种特殊类型。中医认为其属于咳嗽范畴。其特征是持续性或反复性咳嗽为主要症状，而无典型的喘息及肺部特征。咳嗽变异性哮喘发病隐匿，易造成误诊，属久治难愈的顽固性慢性咳嗽。笔者于 2003 年 1 月至 2006 年 1 月，采用经验方天龙丹咳喘汤，治疗 CVA 患者 45 例，取得良好效果。现将观察结果报告如下。

1 临床资料

1.1 西医诊断标准

采用中华医学会 1997 年全国第 3 届哮喘会议制定的诊断标准[1]制定：①咳嗽持续或反复发作超过 1 个月，常在夜间或是晨起发作。咳嗽剧烈，以阵发式痉挛性干咳为主，有过敏体质（过敏史或过敏性疾病）。②查体无明显阳性体征或仅有少许哮鸣音，X 线胸片无异常范围，嗜酸性细胞（EOS）可升高。③抗生素、化痰止咳类药无明显疗效，支气管扩张剂或激素疗效显著。④支气管激发试验或舒张试验阳性。⑤伴过敏性鼻炎患者，鼻涕清稀，鼻黏膜苍白水肿，鼻腔分泌物涂片伊红美蓝染色镜检见较多嗜酸性细胞。

1.2　中医辨证标准

根据《中药新药临床研究指导原则》[2]确定风邪犯肺、肺气失宣之咳嗽的观察类型，临床表现：咳嗽，咽痒，或咳嗽阵发，气急，遇冷空气、异味等因素突发或加重，或夜卧晨起时加剧，多呈反复性发作，干咳无痰或少痰。舌苔薄白，脉浮，或紧，或弦。

1.3　纳入标准

门诊患者，年龄在12～60岁，性别不限，符合西医诊断标准和中医辨证标准即可纳入。

1.4　排除标准

凡伴有外感发热、咽炎的患者及慢性阻塞性肺气肿、肺结核患者；合并有心、肝、肾等严重原发性疾病及精神病患者；对研究所用药物有过敏史者。

1.5　一般资料

符合诊断标准的门诊CVA患者87例，其中男45例，女42例。年龄最大60岁，最小12岁，平均34.6岁；病程1～48个月，平均6个月。随机分为治疗组（天龙丹咳喘汤组）50例，对照组（酮替芬组）37例。两组在其年龄与病情方面差异无显著性意义（$P>0.05$），具有可比性。

2　方法

2.1　治疗方法

治疗组：给予天龙丹咳喘汤（天虫10g，地龙20g，丹参10g，细辛3g，浙贝15g，麻黄10g，苏子10g，沙参10g），水煎三遍，取药液450ml，1日1剂，分3次于饭后温服。

对照组：给予酮替芬口服，1次1片（每片1.38mg，含酮替芬1mg），2日服2次，早晚服。

治疗组与对照组均10天一疗程，连续治疗四疗程观察疗效；

两组在治疗期间禁用其他治疗哮喘的药物。

2.2 观察指标

观察比较两组的近期疗效、远期疗效及治疗期间发生的不良反应；血、尿、大便常规，肝功能（ALP）、肾功能（Cr、BUN）。

2.3 疗效标准

临床治愈：咳嗽症状消失，无定时发作或偶有轻咳，但不需要用药即可缓解；显效：咳嗽仍有定时发作，但较以前次数明显减少，症状减轻；有效：咳嗽仍有定时发作，但次数减少，症状减轻；无效：咳嗽症状及发作次数无改善或加重。

2.4 统计学方法

采用 X^2 检验。

3 结果

3.1 近期疗效

两组近期疗效比较［例（%）］：治疗组50例，临床治愈29例，显效11例，有效7例，无效3例，总有效率94%。对照组37例，临床治愈8例，显效13例，有效8例，无效8例，总有效率78.1%。两组总有效率比较差异有显著性意义（$P<0.05$）。

3.2 远期疗效

一年后远期疗效比较［例（%）］：治疗组随访38例，复发8例，复发率21.1%。对照组随访27例，复发9例，复发率33.3%。两组总有效率比较差异有显著性意义（$P<0.05$）。

3.3 安全性

治疗组在观察结束后检查血、尿、大便常规及肝、肾功能均未发现指标异常情况。在治疗组治疗过程中，发现1例轻度荨麻疹病例，经抗过敏治疗痊愈并未影响继续治疗，与治疗用天龙丹咳喘汤之关系尚难确定。

4　讨论

咳嗽变异性哮喘，以咳嗽为其主要临床表现，无明显哮喘症状及体征，但存在气道的高反应性，是支气管哮喘的一种特殊类型，其病因具有复杂性，诱发因素为冷空气、气候变化、呼吸道感染、运动、异味刺激、易致过敏的食物等。亦与病人的体质及生活工作环境密切相关。各种原因导致机体免疫功能紊乱是发病的内因。其咳嗽发生的机理是由于嗜酸性粒细胞浸润气管为主的气道炎症与气道的高反应性引起的气管平滑肌痉挛、收缩所致。咳嗽变异性哮喘病人，部分伴有过敏性鼻炎，这表明鼻黏膜和气道高反应性有相关性，从而印证了肺开窍于鼻的中医理论。

咳嗽变异性哮喘以儿童及青少年较多见。发病以秋冬季为主，季节交替时更为明显。其临床表现以干咳为主，伴有胸闷、鼻塞、流涕、咽痒，无呼吸困难、喘息症状。肺部听诊无哮鸣音，辅助检查肺部纹理增强或正常，支气管舒张试验阳性，支气管激发试验阳性。在治疗上，皮质激素是目前用来控制哮喘的主要药物。但长期大剂量使用，存在不良反应和停药后疗效不易巩固等问题。

中医认为，咳嗽变异性哮喘属咳嗽范畴，其病因为肺气虚弱、卫外不固，风邪趁虚而入。风性善行而数变，风盛则痒，风扰气道，作痒致咳。病人素体肺阴亏虚，阴津亏乏，生痰无源，故病人干咳无痰。《诸病源候论·咳嗽候》有十咳之称，风咳为其中一候。风邪由鼻入肺，鼻先受邪，故喷嚏、鼻流清涕。咽喉为肺之门户，风为百病为长，风邪犯肺，上先受之，致使肺气不宣，气逆作咳。风邪自咽喉直犯肺管、肺络，邪阻肺络，瘀血内结，气道失养则挛急，肺气不张，驱邪乏力，风、瘀、痰胶结，久咳不愈。久咳则气阴两伤，或失治、误治病情迁延，故此类病人多缠绵难愈。根据以上对咳嗽变异性哮喘的认识，在治疗上以疏风宣肺利气、润燥解痉止咳为治则组方，治疗 CVA 取得了显著疗效。

《本草求真》谓："僵蚕，祛风散寒，燥湿化痰，温行血脉之品……" 现代药理研究提示，僵蚕有类激素样作用，对变态反应有抑制作用。地龙，咸、寒，入肝、脾、肺经，功能清热、平肝、止喘、通络。现代药理研究表明，地龙具有显著的舒张支气管作用。丹参，苦、微温，入心、肝经，功能活血祛瘀。现代药理研究表明，丹参对平滑肌有直接抑制作用，能消除气管痉挛。沙参，甘、苦、淡、凉，入肺、脾经，功能养阴清肺，祛痰止咳。细辛，辛温，入肺、肾经，功能祛风散寒，行水开窍。《本草经疏》云："细辛，风药也。风性升，升则上行，辛则横走，温则发散，故主咳逆……" 现代药理研究表明，细辛对平滑肌有直接抑制作用，能消除支气管痉挛。浙贝，苦、寒，入肺、胃、肝经，功能清热化痰，解毒散结。现代药理研究表明，浙贝对支气管平滑肌有明显扩张作用。麻黄，辛、苦、温，入肺、膀胱经，功能发汗、平喘、利水。《滇南本草》谓其："治鼻窍闭塞不通、香臭不闻，肺寒咳嗽。" 现代药理研究表明，麻黄碱对支气管平滑肌的解痉作用持久，特别是在支气管处于痉挛状态时其作用更明显。苏子，辛、温，入肺、大肠经，功能下气、消痰、润肺、宽肠。《本草衍义》认为，苏子"治肺气喘急"[3]。

本方寒温并用，辛开苦降，以风药为主，辅以祛瘀、解痉、化痰、止咳药，共奏疏风宣肺利气、润肺解痉止咳之功。从而提高了机体免疫力，故获良效。

参考文献

[1] 崔国玲．明芪汤治疗咳嗽变异性哮喘临床观察［J］．山东中医药大学学报，2007，31（4）：308 －309.

[2] 郑筱萸主编．中药新药临床研究指导原则［M］，北京：中国

医药科技出版社，2002：26－28，349－353.

［3］江苏新医学院编．中药大辞典［M］．上海：上海科学技术出版社，1985：739，1290，1477，1560，2111，2221，2131，2355.

类风平胶囊治疗类风湿关节炎

类风湿关节炎（RA）是一种以关节病变为主的全身疾病，对人体健康危害很大，目前病因尚未完全明了。一般认为是感染引起的身体免疫反应，它是一种以关节病变为主，表现为全身的小关节滑膜，其次浆膜、心、肺、皮肤、眼、血管等结缔组织广泛的炎症，病程长，发展缓慢，病人异常痛苦，最后可丧失劳动能力，给病人造成精神和经济上的沉重负担。到目前为止，尚无明显有效的治疗药物。类风湿关节炎在祖国医学中属痹证范畴，《素问·痹论》对痹证的病因、病机、分类作了精辟的论述："风寒湿三气杂至，合而为痹。"阐明了痹证是由于风寒湿邪侵犯人体，留滞肌肉经络，导致气血痹阻，从而引起关节疼痛、麻木、屈伸不利等症状的一类疾病。又指出"五脏皆有合，病久而不去者，内舍于其合也"，由此说明古人亦把本病视为全身性疾病。类风湿关节炎病邪多深入经髓骨骱，疼痛剧烈，缠绵不愈，以致关节畸形废用，故后世医家又有"尪痹"、"顽症"、"骨痹"、"历节"之称。类风湿关节炎虽属于痹证范畴，但又有别于一般的痹证。近两年，我们用"类风平胶囊"治疗了类风湿关节炎88例；对照组45例，服用"通痹片"；并观察了临床症状改善情况及治疗前后的实验室指标，现将结果报告如下。

1 临床资料

本组患者88例：男性16例，女性72例；年龄最大63岁，最小18岁；病程最长35年，最短4个月。对照组45例：男性7

例，女性 38 例；年龄最大 64 岁，最小 21 岁；病程最长 24 年，最短 5 月。

2　**诊断标准**

1988 年 4 月全国中西医结合风湿类疾病学术会议修订。

2.1　**症状**　以小关节为主，多为多发性关节肿胀或小关节对称性肿痛（单发者须认真与其他疾病相鉴别，关节症状至少持续 6 周以上），晨僵。

2.2　**体征**　受累关节肿胀压痛，活动功能受限，或畸形，或强直，部分病例可有皮下结节。

2.3　**实验室检查**　RF 阳性，ESR 多增快。

2.4　**X 线检查**　重点受累关节具有典型的类风湿关节炎 X 线所见。

3　**分期**

3.1　**早期**　绝大多数受累关节有肿痛及活动受限，但 X 线仅显示软组织肿胀及骨质疏松。

3.2　**中期**　部分受累关节功能活动明显受限，X 线显示关节间隙变窄或不同程度骨质侵蚀。

3.3　**晚期**　多数受累关节出现各种畸形，或强直，活动困难，X 线片显示关节严重破坏脱位或融合。

4　**疼痛及功能分级**

疼痛分为 4 级，即：0 级—无疼痛。Ⅰ级—轻度。疼痛，可忍受，不影响休息。Ⅱ级—中度。疼痛不持续，但发作时相当痛苦，治疗前二夜至少发作一次，影响睡眠。Ⅲ级—重度。持续性疼痛，不能忍受，经常影响睡眠。

关节功能分为 4 级，即：Ⅰ级—功能无影响。Ⅱ级—轻、中度受限，但尚能正常活动。Ⅲ级—明显受限，影响日常生活。Ⅳ级—卧床或坐椅，不能单独活动。

5 药物组成、加减及用法

5.1 **药物组成** 当归、海风藤、羌活、独活、防己、红花、五加皮、桂皮、制马钱子、甘草。

5.2 **加减** 对病人的证候、脉象、舌象等进行辨证分析，根据风、寒、湿、热偏重情况加减药物。风胜者加防风、白芷；寒胜者加熟附子、制川乌、细辛；湿胜者加苍术、薏苡仁；热重者去桂皮；疼痛重者加威灵仙；关节变形者加赤芍、丹参、鸡血藤。

5.3 **用法** 每个患者明确诊断后，根据处方剂量，配好一个疗程（一般一个疗程为20天）的中药，粉碎极细末。装胶囊内口服，每日服2次，每次服4g。

用完一个疗程后，根据复诊时病情改善情况将药物作适当加减，处方配药，按上法制作胶囊继续服用。

6 治疗方法

全部治疗组，均在明确诊断后服用“类风平胶囊”，每日服2次，每次服4g。对照组服用“通痹片”，每日服3次，每次服3片。治疗期间，不用其他甾体或非甾体类药物，不用激素和其他中成药、中药。

7 观察方法

补体C3和免疫球蛋白测定用彩板法。T淋巴细胞亚群检测用APAAP法进行。

8 疗效判定标准

临床治愈：治疗后受累关节肿痛消失，关节功能达Ⅰ级或提高两级以上，RF、ESR正常，停药后可持续3个月以上。

显效：受累关节肿痛明显好转或消失，RF、ESR未完全恢复正常；或RF、ESR正常，但关节肿痛未完全消失。

有效：治疗后受累关节肿胀疼痛好转。

无效：治疗1~3个疗程后受累关节症状无缓解。

9 判定结果

9.1 临床总疗效

治疗组88例：痊愈14例，显效40例，有效29例，无效5例，总有效率94.3%。对照组45例：痊愈3例，显效18例，有效15例，无效9例，总有效率80%。结果显示，治疗组优于对照组。

9.2 治疗前后症状改善情况

（1）治疗组（88例）

晨僵时间（h）：治疗前2.62±1.18，治疗后1.41±1.29。关节肿痛数（n）：治疗前45.15±22.81，治疗后21.66±9.29。关节疼痛程度（0～3级）：治疗前2.94±0.84，治疗2.01±0.64。关节功能分级（Ⅰ～Ⅳ级）：治疗前1.29±0.92，治疗后2.30±0.29。双手平均握力：治疗前17.80±9.24，治疗后24.79±11.12。

（2）对照组（45例）

晨僵时间（h）：治疗前2.58±1.37，治疗1.45±1.28后。关节肿痛数（n）：治疗前42.60±21.06，治疗后21.08±9.80。关节疼痛程度（0～3级）：治疗前2.93±0.61，治疗后2.10±0.45。关节功能分级（Ⅰ～Ⅳ级）：治疗前1.27±0.95，治疗后2.17±0.98。双手平均握力：治疗前16.40±9.81，治疗后21.65±12.70。

从以上比较分析，两种药物均能明显改善RA患者的指关节晨僵时间、受累关节肿痛程度，使关节功能和上肢握力改善，但治疗组优于对照组。

9.3 对理化指标的改善

（1）治疗组（88例）

ESR（mm/h）超标者：治疗前75例，治疗后21例。IgG⁻

RF^+者：治疗前54例，治疗后8例。IgM^- RF^+者：治疗前15例，治疗后2例。抗"O"≥250U者：治疗前32例，治疗后6例。

（2）对照组（45例）

ESR（mm/h）超标者：治疗前43例，治疗后23例。IgM^- RF^+者：治疗前27例，治疗后4例。IgM^- RF^+者：治疗前15例，治疗后2例。抗"O"≥250U者：治疗前32例，治疗后6例。

经分别于治疗前后测定患者的血沉（ESR）、类风湿因子（RF）和抗"O"，并与对照组比较，结果表明，两组药物均能改善治疗后的实验指标（$P<0.01$），但两组间差异无显著性意义（$P>0.05$）。

9.4 **对体液免疫的影响**

测定了治疗组部分患者的免疫球蛋白和补体C3，并与25例健康对照组比较，结果如下。

（1）治疗组（50例）

IgG（g/I）：治疗前16.86±5.26，治疗后15.34±5.29。IgA（mg/I）：治疗前284.0±118.8，治疗后262.6±124.0。IgM（mg/I）：治疗前210.4±78.6，治疗后138.0±54.4。C3（mg/I）：治疗前108.1±25.8，治疗后119.3±21.0。

（2）对照组（25例）

IgG（g/I）：11.85±2.88。IgA（mg/I）：278.6±118.9。IgM（mg/I）：146.8±52.5。C3（mg/I）：104.2±25.8。

分析：RA组在治疗前显著高于健康人，并以IgG、IgM最为明显（$P<0.01$），经治疗后与自身相比，比治疗前显著降低（$P<0.05$），但补体C3变化不明显，提示类风平可明显抑制RA患者异常增强的抗体形成功能，经治疗后IgG、IgM未完全恢复正常，说明RA患者的免疫复合物治疗后仍未完全消除。

9.5 对细胞免疫的影响

对治疗组44的例患者测定了T细胞亚群，并与25例健康对照组比较，结果如下。

（1）治疗组（44例）

T3：治疗前54.45±12.7，治疗后48.67±11.88。T4：治疗前39.89±10.42，治疗后35.47±10.78。T8：治疗前12.68±6.79，治疗后20.43±1.43。T4/T8：治疗前3.14±1.58，治疗后1.24±0.76。

（2）对照组（25例）

T3为48.67±11.88，T4为35.47±10.78，T8为20.43±1.43。T4/T8为1.24±0.76。

分析：RA患者T3、T4稍高于正常，但T8明显低下，治疗后T8明显回升，但仍与正常组差异有显著性意义（$P<0.01$），T3、T4改变不明显。

一般认为，辅助性T细胞（T4）和抑制性T细胞（T8）是免疫调节的中心枢纽，两者关系失调，就会导致免疫功能紊乱。本组病例在治疗前T4/T8与健康组相比明显异常，而治疗后，T4/T8已接近正常值，说明其免疫功能有所恢复，这与免疫球蛋白的改善以及临床症状的恢复是一致的。

10 体会

类风湿关节炎是以骨与关节症状为主的一类疾病。《素问·痹论》曰：“风寒湿三气杂至合而为痹也……以至遇此者为骨痹。”痹“在于骨则重”、“骨痹不已，复感于邪，内舍于肾”。《素问·长刺节论》曰：“病在骨，骨重不可举，骨髓酸痛，寒气至，名曰骨痹。”《灵枢·寒热病》曰：“骨痹，举节不用而痛，汗出烦心。取三阴之经，补之。”综上所述，说明骨痹的形成有内外二因。外因主要是触冒风寒或感受寒湿，三气入侵，积寒留舍，聚于关节；内因主要是责之于肾虚。平日不顾护肾气，不摄纳肾精，以至髓不能满，寒甚至骨。但总因虚而感邪，因邪而致瘀，瘀阻而不通，不通而致痹。“类风平胶囊”因病因而选药组方：由当归、海风藤、羌活、独活、防己、红花、五加皮、桂皮、制马钱子、甘草组成，具有祛风胜湿、散寒、温经活血、消肿、强筋壮骨、镇痛之功效，应用于临床治疗类风湿关节炎，取得较满意疗效。

参考文献

［1］王兆铭，等．中西结合治疗风湿类疾病［M］．天津：天津科学技术出版社，1989：87－87.

［2］李济仁，仝小林．痹证通论［M］．合肥：安徽科学技术出版社，1987：81－82.

（本文曾发表于《中国民间疗法》2006年第7期）

疏肝调气祛瘀法治疗不孕症

女子婚后，其配偶生殖功能正常，夫妇同居两年以上而不受孕者，或曾有生育而又两年以上不再受孕者，即为不孕症。造成不孕之因，现代医学认为有因卵巢功能不良，有因输卵管因素，有因子宫或宫颈因素。祖国医学则认为“女不能生子者有十。……一胎胞冷，二脾胃寒，三带脉急，四肝气郁，五痰气盛，六相火旺，七肾气衰，八督任病，九膀胱气化不行，十气血虚而不能摄。”本组病例属肝气郁结类。近十年来，我们在临床时，对此类患者运用疏肝调气祛瘀法进行治疗，取得了较好疗效，现报告如下。

1　临床资料

本组患者26例，全部为门诊病例，年龄24～39岁。原发性不孕症9例，继发性不孕症17例。不孕年限：2～4年不孕18例，5～8年不孕8例。

1.1　临床表现

月经先后不定，经期小腹坠胀和腹痛拒按，经色紫黑或有血块，经量时多时少。伴心烦多怒，时叹息，经前乳房胀痛，或输卵管不通。唇舌淡红，脉弦滑，两年以上不孕。

1.2　疗效标准

痊愈：经治疗后怀孕；显效：临床症状全部消失，输卵管通畅，未孕；有效：月经按期而至，临床症状大部分消失，未孕。无效：临床症状未改善。

2　治疗方法

拟疏肝调气祛瘀汤化裁。

2.1　基本方

柴胡10g，醋香附10g，白芍20g，枳壳15g，当归10g，川牛膝15g，王不留行（炒）10g，通草10g，坤草30g，川楝子15g，皂角刺15g，穿山甲（炮，捣）15g。

化裁：大便干者加大黄10g，体胖脉滑者加全瓜蒌15g，腰痛者加川断20g、桑寄生20g。月经血块多者加三棱10g、莪术10g。

2.2　服法

用凉水浸泡中药1小时，水煎三遍，取药液500ml，分3次饭后1小时温服。每日1剂，15剂为一疗程，经期停服。月经后第10天开始服用。

2.3　注意事项

清心寡欲，保持心情舒畅，忌食生冷。

3　治疗结果

经1～6个疗程治疗，怀孕6例，显效10例，有效7例，无效3例。总有效率88.5%。

4 讨论

妇女不孕症的发病有增多之势，究其原因，与当今社会工作压力增大，生活节奏加快，人们欲望过高，又难以实现，致使患者心情抑郁不畅有关。本组病例年龄在24～39岁之间，是事业、生活压力最大的一个年龄段。其不孕症的发生多为情绪致病，郁怒伤肝，即肝郁气滞是也。《济阴纲目》说："每见妇人无子者，其经必或前或后，或多或少，或经将行作痛，或行经后作痛，经色或紫或黑，或淡或凝而不调。不调则气血乖争，不能成孕矣。"针对不孕的病因病机，拟疏肝调气祛瘀之法，切中病机，其效亦显。方中柴胡、醋香附疏肝解郁，理气调经，辅以枳壳、川楝子加强理气之力。当归、白芍养血柔肝，配川牛膝引血下行。王不留行、穿山甲、皂刺、通草合力祛瘀通络通管。诸药配伍，具疏肝解郁、祛瘀通络之功，月事得以如期而潮，从而使患者具备孕育之功能。

（本文发表于《医用放射技术杂志》2005年第8期）

温针治疗儿童注意缺陷伴多动障碍

注意缺陷伴多动障碍是儿童多见的神经—精神疾病，目前医学界主要采取转移其注意力及辅助使用镇静药物（安坦、氟哌啶醇片等）治疗，收到一定疗效。但对病程较长，白天及紧张时频发的学龄儿童，镇静药物效果不佳，以致对患病儿童的生活、学习、身心健康都造成较大影响。目前对注意缺陷伴多动障碍治疗方法较少，且疗效难以巩固。1998年6月至2005年6月，对在门诊就诊的60例注意缺陷伴多动障碍的学龄儿童，给予针灸盘针温针疗法与常规针刺疗法进行观察，现总结报告如下。

1　临床资料

男36例，女24例；年龄5～13岁；病程1～7年。60例均发生在白天上课、做练习题或玩耍之时。特别是在情绪不安、紧张或有人说指动作频繁时，或注意力不集中时，多伴有挤眼弄鼻、动耳、手足多动、多话等症状。每天频繁发作，少者数次，多者数十次，每次持续数分钟，甚至十多分钟或更长。60例中，单亲家庭6例，寄养在祖父母或外祖父母家者8例。学习成绩在班级中均在中、下游水平。经常受到同学或其他伙伴的嘲笑或玩逗，性格多内向，孤独自卑，多不愿跟伙伴们玩耍，喜欢独处。体检均未见中枢神经系统异常和外眼异常；脑电图检查均正常；电解质检测无明显异常。

2　诊断标准

参照美国精神病学会出版的《精神障碍诊断和统计手册》第4版（DSM－IV）的诊断标准。

2.1　注意缺陷型诊断标准

以下九项若有六项或以上，达到与发育水平不相适应和不一致的程度并且持续6个月以上者可以诊断。

· 无法注意细节而常粗心犯错；
· 无法维持注意力而完成工作或游戏。
· 不专心听别人讲话。
· 经常不能按指示将事情完成。
· 难以规划工作或活动。
· 逃避需要全神贯注的任务。
· 常遗失物品。
· 易受外界刺激而分心。
· 日常活动经常遗忘事物。

2.2　冲动—多动型诊断标准

以下九项有六项或以上，达到与发育水平不相适应和不一致的程度并且持6个月以上者，可以诊断。

· 经常手忙脚乱或坐时扭动不安。
· 在必须安坐的场合不时离座。
· 不适当的活动量过度。
· 难以安静地游玩。
· 如马达般持续活跃。
· 多话；宜冲动的表现包括：
· 在他人问题未说完即抢说答案。
· 经常打断别人的说话或游戏。
· 在轮流等做某些活动时难以等待。

2.3　混合型的诊断标准　合并前述两种

2.4　鉴别诊断

DSM－IV 强调了患儿症状至少应持续6个月以上，且达到与发育水平不相适应的程度，即确定症状是持续性的，而非暂时的。另外，症状需在两种或两种以上的环境出现，如仅在家庭或学校出现尚不足诊断该病；除此，应排除其他神经—精神疾病导致的这些症状。对儿童的该病诊断必须非常慎重，在详细询问病史及体格检查的基础上，应严格对照诊断标准的每一项内容，并进行必需的持续性操作试验及智力评估等，方能评出正确的结论。

2.5　注意事项

至少有部分活动、冲动难以控制，注意力不集中的症状在7岁以前即已出现；至少有部分症状在两种或两种以上的不同情况皆会出现，症状必须造成明显的社会、学业或工作功能的损害；必须和广泛性发展障碍、精神分裂症、其他精神病态、情绪疾患、焦虑症、解离症、人格疾患作区别。

3 治疗方法

60 例患儿随机分为针灸盘针温针（A）组 34 例，常规针刺（B）组 26 例。

针灸盘针温针方法：小儿平卧治疗床上，取印堂、劳宫、涌泉 3 穴，用 2 寸针灸盘针，碘伏消毒穴位皮肤，采用快速、无痛进针法。进针完毕，将艾炷固定于针灸盘针上，点燃艾炷加热针体。不进行提插、捻转等行针手法，留针 15 分钟后起针，每天针刺 1 次，10 次为一疗程。

常规针刺组取印堂、劳宫、涌泉三穴，用 2 寸毫针，碘伏消毒穴位皮肤，采用快速无痛进针法，取平补平泻手法，留针 15 分钟，每 5 分钟行针 1 次，每次持续 1 分钟，在捻转、提插时注意观察患儿面部表情，以能忍受刺激为度，尽量取得患儿配合。

两组在治疗期间禁止玩电脑、看电视，保证 9 小时以上睡眠，忌食辛辣、茶、咖啡等兴奋型饮食，多食核桃、栗子、大枣、牛奶、豆汁、海产品等含优质蛋白及钙、锌、铁、镁等微量元素含量高的食品。A、B 两组均由其家长或监护人观察，并且负责向患儿密切接触者了解其病情变化，每日填写观察记录。记录内容包括：日期、注意力不集中及多动的情况，由此判断温针疗法与常规针刺疗法对注意缺陷伴多动障碍的疗效。如果出现下述情况，则停止针刺治疗：①患儿畏针严重，拒绝针刺治疗者。②在针刺治疗过程中发生感冒发热、急性扁桃体炎、急性胃肠炎、急性心肌炎、肺炎等急性疾病者。③家长要求退出者。

4 疗效判定

临床治愈：总疗程治完，注意力不集中、多动症状消失，随访半年未复发。显效：总疗程结束，注意力不集中、多动症状显著减轻，仅在情绪紧张时发生，且持续时间不超过 3 分钟。有效：总疗程结束，注意力不集中、多动比治疗前减少 50% 左右。

无效：总疗程结束，注意力不集中、多动症状无改善。

5 治疗结果

经温针后12周，A组症状消失，控制率为100%，其中在第2周症状消失者10例（占27.61%），第8周症状消失8例（占22.22%），第10周症状消失6例（占17.22%），第11周症状消失6例（占17.22%）。第12周症状消失6例（占17.22%）。B组全部症状消失20例（占83.33%），中途退出4例（占16.67%）。其中第2周症状消失8例，占33.33%，第6周症状消失4例，占16.66%，第10周症状消失8例，占33.33%。经统计学处理，采用X^2检验，两组临床控制率比较差异无显著性意义（$P>0.05$）。

A组17例均完成12周疗程；B组10例完成12周疗程，另3例分别在疗程的第1周、第8周因患儿畏针或家长不能继续陪诊而中途退出治疗。停药后经6个月随访，A组复发6例（占16.66%），失去联系2例（占5.56%），其余患儿表现正常，病情无反复。B组复发2例（占8.33%），其余患儿表现正常。

6 不良反应及处置

对畏针、拒针患儿可用转移其注意力或哄诱法坚持治疗，或暂停治疗，作短暂调整再继续治疗；对针刺部位皮肤红肿的穴位暂停针刺，用碘伏消毒，双劳宫、涌泉穴交替治疗。

7 典型病例

王某，男，13岁，住本县县城。其母述自6岁起发现注意力不集中、多动，未治疗。自入小学始，注意力不集中、多动、烦躁、挤眼弄鼻、伸舌等动作发作次数增多，每遇人多场合或受批评时加重。在紧张、空闲、他人注意其动作时发作剧烈。曾去专科医院就诊，服“氟哌啶醇片”等药物治疗，服药时症状缓解，停药后即复发。断续治疗1年。半年来，病情日趋加重，来诊要求针灸治疗。

检查：患儿男性，发育正常，营养良好，神志清，精神可，眼睑无水肿，结膜无充血，双侧瞳孔等大、等圆，直径约为2mm，对光发射存在。视力正常。观察双眼、心、肺、肝、脾无异常发现，生理反射存在，病理反射未引出。

初步诊断：注意缺陷伴多动障碍。

辨证分析：患儿禀赋不足、肾精亏虚，复加后天失养，阴血亏虚，心神失养，致心肾不交，故神不守舍，注意力难以集中。血虚则生风，风性多变，阴虚则阳亢，亢则多动，遂形成多动证候。温针处方：劳宫，位于手掌心横纹中，第 2、3 掌骨之间，直刺 0.5 ~ 1 寸。涌泉，足底中，足趾跖屈时呈凹陷中，直刺 0.5 ~ 1 寸。印堂，位于两眉连线的中点，平刺 0.3 ~ 0.5 寸。采用针灸盘针温针疗法，每日 1 次，每次治疗 15 分钟，温针 10 次为一疗程。

疗效：经针刺治疗 10 个疗程，患者多动症状消失，又巩固治疗 1 个疗程。观察半年未复发。

8 讨论

儿童注意缺陷伴多动障碍，为儿童时期较为多见的神经—精神疾病之一，其临床表现多动、注意力不集中及由此而导致的学习困难和行为异常，而智力正常或处于边缘状态。其病因和发病机制不明，多数学者认为与生物—心理—社会诸多因素有关。大多经教育诱导、转移注意力等治疗，甚至严厉管教、惩罚等均无明显好转。

目前，西医治疗本病应用安坦、氟哌啶醇片等药物治疗可缓解症状，但副作用较大，服药时间长，且停药后容易复发。

中医温针选穴方义：患儿多动、心神不宁，当属血虚生风所致。本方有调节经筋、祛风醒脑安神的作用。印堂为经外奇穴，在平眉连线的中点，有平衡双眼、醒脑镇惊作用。劳宫穴属手厥阴心包经，心包为心之外围，其经气失调，可影响心经。心神受扰，则神不守舍，多动易惊。涌泉穴属足少阴肾经，肾者藏先天之精，禀赋不足，经气不充，则心肾不交，心血亏虚，心神失养，则易致生风多动。涌泉具有镇惊之功效。选劳宫、涌泉、印堂三穴，共奏补肾养心、平肝息风制动之效。

采用针灸盘针温针疗法，将针刺与艾灸相结合，具针刺、艾灸之双重功效，有温经通阳、调节经气运行之功效，经筋得气血滋养，则风息多动自止。

注：针灸盘针是笔者的实用新型专利（专利号：ZL2006 2008 2066.0）

参考文献

［1］许克铭．关于儿童注意缺陷伴多动障碍的诊断［J］．中国医刊，2005，40（1）：16－17.

［2］肖少卿．中国针灸处方学（第1版）［M］．宁夏：宁夏人民出版社，1986.

［3］钟岳琦．温灸补泻与简易取穴［M］．节选自《当代中国针灸临证精要》．1987：302－306.

（本文发表于《中国针灸》2006年第8期）

针刺治疗学龄儿童顽固性挤眼动作

挤眼动作是指儿童以挤眼为主要表现的习惯性动作。目前医界主要采取转移其注意力及辅助使用镇静药物（安坦）治疗。但对病程较长，白天及紧张时频发的学龄儿童，镇静药物效果不佳，以致对患病儿童的生活、学习、身心健康都有较大影响。目前对学龄儿童顽固性挤眼动作治疗方法较少，且疗效难以巩固。

1995 年 4 月 ~2005 年 6 月，对我院儿科、中医科门诊就诊的 30 例顽固性挤眼动作学龄儿童，给予不同刺激量的针刺疗法，现总结报告如下。

1　一般资料

男 18 例，女 12 例，年龄 5 ~ 13 岁，病程 1 ~ 6 程年。30 例均发生在白天上课、做练习题或玩耍时，特别是在情绪不安、紧张或有人说指挤眼动作频繁时，或注意力不集中时，多伴弄鼻、动耳、手足多动等症状。每天频繁发作，少者数次，多者数十次，每次持续数分钟，甚者十多分钟或更长。30 例中，单亲家族 3 例，寄养在祖父母或外祖父母家者 4 例。学习成绩在班级中均在中、下游水平，经常受到同学或其他伙伴的嘲笑和玩逗，性格多内向，孤独自卑，多不愿跟伙伴们玩要，喜欢独处，体检均未见中枢神经系统异常和外眼异常，脑电图检查均正常，电解质检测无明显异常。

2　治疗方法

30 例患儿随机分为小刺激量（A）组 19 例，大刺激量（B）组 13 例。针刺方法：小刺激量组取印堂、列缺二穴，用 2 寸毫针，碘伏消毒穴位皮肤，采用快速无痛进针法，平补平泻手法，以小幅捻转为主，每 5 分钟捻针 1 次，每次捻针 30 秒钟，留针 15 分钟后起针，每天针刺 1 次，10 为一疗程。大刺激量组取印堂、列缺二穴，用 2 寸毫针，碘伏消毒穴位皮肤，采用快速无痛进针法，用泻法，以大幅度捻转，提插为主，每 10 分钟行针 1 次，每次坚持 1 分钟。在捻转、提插时注意观察患儿面部表情，以能忍受刺激为度，尽量取得患儿配合。两组在治疗期间禁止看电视、玩电脑，保证 9 小时以上睡眠，忌食辛辣、茶、咖啡等兴奋性饮食，多食核桃、栗子、大枣、牛奶、豆汁、海产品等含伏优质蛋白及钙、锌、铁、镁等微量元素含量高的食品。

3 观察

两组均由其家长观察，并且负责向教师及同学、玩伴询问了解其病情变化，同时填写观察记录，每天做好日记。记录内容包括日期、发生挤眼的次数、患其他疾病情况。每10天电话随访1次，总疗程12周，随访半年。通过观察针刺后发生挤眼动作的情况，由眼判断针刺疗法对儿童顽固性挤眼的疗效。

如果发现下述情况，则停止针刺治疗：①患儿畏针严重，拒绝针刺治疗者。②在针刺治疗过程中发生感冒发热、急性扁桃体炎、急性胃肠炎、急性心肌炎、肠炎等急性疾病者。③家长要求退出者。

4 疗效判定

临床治愈：总疗程治完，挤眼症状消失，随访半年未复发。显效：总疗程结束，挤眼动作显著减少，仅在情绪紧张时发生，且持续时间不超过3分钟。有效：总疗程结束，挤眼动作比治疗前减少50%左右。无效：总疗程结束，挤眼动作无改善。

5 治疗结果

经针刺后6周，A组挤眼症状全部症状消失，控制率100%，其中在第2周症状消失者5例（占27.8%），第8周症状消失4例（占22.2%），第10周症状消失3例（占16.7%），第12周症状消失3例（占16.7%），中途退出3例（占16.7%）。经统计学处理，采用X^2检验，两组临床控制率差异无显著性意义（$P>0.05$）。

A组均完成12周疗程，B组15列完成12周疗程，另3例分别在疗程的第1周、第8周因患儿畏针或家长不能继续陪诊而中途退出治疗。停药后经6个月随访：A组复发3例（16.7%），失去联系1例（5.6%），其余患儿表现正常，病情无反复；B组复发2例（16.6%），其余患儿表现正常。

6 不良反应及处置

6.1 **不良反应** 患儿畏针、拒针哭闹。针刺局部红肿，多为洗手时保护不利所致。

6.2 **处置** 对畏针、拒针患儿可用转移其注意力或哄诱法坚持治疗，或暂停治疗，作短暂调整再继续治疗。对针刺处皮肤红肿的穴位暂停针刺，用碘伏消毒，两个列缺穴交替针刺。

手法治疗青少年与胸椎相关疾病临床研究

青少年胸椎后关节错缝（紊乱）是临床较常见的疾病。本病发生后其症状表现复杂，可见有咳嗽、胸闷气短、心烦、心慌、胸痛、背痛、恶心、腹胀、腹痛、大小便失常、血压升高等表现，病人多根据发生的症状到内科或外科就诊。因其病因难以确定，多采用对症治疗，故疗效不著。严重影响患者的身体健康和生活质量。2003 年 3 月 ~2005 年 12 月，本课题组运用平衡复位疗法治疗青少年胸椎后关节错缝 78 例，取得了较满意的疗效，现报告如下。

1 临床资料及分组方法

本组选择门诊确诊的胸椎后关节错缝患者 156 例，随机分为两组。治疗组 78 例，对照组 78 例。其中男 80 例，女 76 例。属无力体型者 90 例，正力体型者 66 例。年龄最小者 12 岁，最大者 18 岁。病程最短者 7 天，最长者 5 年。$T_{1\sim3}$节错缝者 6 例；$T_{3\sim5}$节错缝者 30 例，$T_{5、6}$节错缝者 35 例，$T_{6\sim9}$节错缝者 40 例，$T_{9\sim12}$节错缝者 35 例。两组胸椎后关节错缝患者一般情况比较：治疗组平均年龄 15.59 岁；平均病程 186.85 天；男 40 例，女 38 例；正力体型 46 例，无力体型 32 例；发病部位为胸椎者 78 例。

对照组平均年龄15.54岁；平均病程182.82天；男42例，女36例；正力体型42例，无力体型36例；发病部位为胸椎者78例。两组在年龄、性别、病程、病情等方面经统计学处理差异无显著性意义（以上各项经t检验，均$P>0.5$），具有可比性。

2　诊断方法

2.1　**病因病史**　①有运动过程中摔伤史；②有搬、抬、挑、背重物史；③有闪、仆、扭、挫伤史；④有挥鞭样损伤史；⑤桌面低座位高，长期弓背学习或工作史；⑥有习惯蜷卧在沙发上看电视史；⑦曾诊为肋间神经痛、肌纤维炎、软组织损伤、心脏神经官能症、支气管炎、哮喘、胃炎等，经治疗后效果不佳。

2.2　**临床症状**　患者述背部正中隐痛、胀痛或钝痛，或活动受限，伴有胸、腹部疼痛、心烦心悸、咳嗽、胸闷气短、恶心、腹胀腹痛、大小便失常等症状。

2.3　**胸椎检查**　嘱患者端坐位或俯卧位，暴露背部，医者立于患者背后或左侧，右手拇指指腹沿脊柱纵轴由上而下触按患者胸椎部，检查各相关椎体棘突位置是否正常，患椎棘突旁有无压痛、肿胀，其椎旁筋肉是否变厚、挛缩、剥离，椎间隙宽窄情况。在正常情况下，棘突侧缘连线应与脊柱中心连线平行，各脊椎棘突上下角的连线和各棘突上下角尖的连线应与脊柱中心线重叠。棘突偏歪时，患椎棘突上下角的连线偏离脊柱正中线，患椎棘突上下角尖与其上下棘突的角尖连线同中心线呈相交斜线，棘突侧缘向外成角；患椎棘突旁有明显压痛。在触按过程中，可一手触按脊柱，另一手扶持其躯体，使患者身体前屈后仰、左右旋转，以反复比较。

3　诊断标准

①病因病史七项中具备一项；②临床症状具有一种或多种；③具有胸椎棘突偏歪或隆起的体征；④患椎上下棘突间隙一宽一

窄；⑤患椎棘突旁压痛；⑥患处棘上韧带有条索样剥离、挛缩，触及钝厚，压痛明显。以上凡具备①②两项，③④⑤⑥四项中具备1～2两项者，即可确诊。

4 治疗方法

4.1 治疗组

运用平衡复位法：令患者俯卧于硬板床上，下颌部抵于床面，双上肢自然平放于体侧部床面，头、胸、腰部在一条直线上。嘱患者全身放松，腹式呼吸。术者立于患者床侧，用右手沿患者胸椎两侧自上而下按摩、弹拨、点揉10分钟，以使背部肌肉放松，缓解其痉挛状态，松解粘连。然后术者双手握拳，使手指近节指骨并拢后成一平面，将左、右拳平面分别置于错位胸椎棘突左、右侧，两拳的内侧缘贴于棘突两侧缘，两拳用力的方向与脊柱头向约成45°角，进行富有弹性的平衡按压，用力由轻到重，以患者能承受为度。然后自第1胸椎始将胸椎连续按压3遍，再在患椎部按摩3分钟，结束治疗。在按压过程中可听到“咯吧”脆响声，同时拳下可有轻微的错动感。说明错缝的患椎已复位。每周治疗1次，连续治疗3周。

4.2 对照组

在患者胸椎棘突部阿是穴处外贴“伤湿止痛膏”，口服“舒筋活血片”治疗，并根据患者的症状表现给予对症处理。7天一疗程，连续治疗3个疗程。

5 统计学分析

两组疗效比较采用t检验。

6 疗效标准

参考《中医病证诊断疗效标准》制定。

临床治愈：临床症状消失，阳性体征转阴，恢复正常学习、工作；好转：症状基本消失，阳性体征基本消失或减弱，基本能从事正常学习、工作，生活能自理；无效：经3个疗程的治疗，症状改善不明显或无效，阳性体征无变化，日常学习、工作、生活受影响。

7 治疗结果

7.1 两组治疗后主要症状、体征改善情况比较（n）

经第3个疗程随访，两组主要症状体征情况如下：背痛胸痛治疗后有效例数（痊愈、好转）：治疗组73例，对照组38例；腹胀腹痛治疗后有效例数（痊愈、好转）：治疗组55例，对照组28例；胸椎压痛治疗后有效例数（痊愈、好转）：治疗组73例，对照组38例。以上经t检验，差异有非常显著性意义（$P<0.01$），治疗组明显优于对照组。

7.2 两组治疗3个疗程后总有效率比较

治疗组痊愈72例；好转1例；无效5例；总有效73例，总有效率为93.59%。对照组痊愈4例；好转34例；无效40例；总有效38例，总有效率为48.7%。治疗组与对照组比较差异有非常显著性意义（$P<0.01$）。

8 禁忌证

伴有急性感染性疾病，严重心、肺、肝、肾疾病，肿瘤、骨结核患者，禁用本平衡复位整脊疗法。

9 典型病例

温某某，女，18岁。2003年6月10日就诊。诉两月前骑自行车时与人相撞，翻入沟中，尔后即感背部不适，呈持续性。伴有左侧胸痛，咳嗽时胸痛加重，心烦、胸闷、睡眠差。查体：$T_{2\sim6}$椎棘肿胀隆起，压痛，棘突右侧可扪及条索状物，压痛。拍胸椎正、侧位片无阳性发现。EKG正常。

诊断：胸椎后关节（$T_{2\sim6}$）错缝。

给予平衡复位法施术一次，7天后复查，症状、体征消失，临床治愈。

10　讨论

整脊疗法很早就为医家所应用。清代《医宗全鉴 · 正骨心法要旨》称："脊梁骨……先受风寒，后被跌打损伤者，瘀聚凝结。若脊筋陇起，骨缝必错，则成伛偻之形。当先揉筋，令其和软；再按其骨，徐徐和缝，背膂始直。"对损伤性脊椎病变的病因、临床表现及整复手法等已有较明确的记载。近年来，本疗法的治疗范围有不少发展，不仅对颈椎、腰椎棘突偏歪等骨伤科疾病有较好疗效，而且还应用于与脊柱病变相关的某些内科疾病。

通过对脊椎错位实施整脊疗法，可促使患椎椎间及纤维环、椎间韧带发生旋转、牵拉，从而对突出的髓核产生压力，使突出物易于回纳；使偏歪、隆起之棘突，椎体关节得以恢复正常（或代偿性）的解剖位置，使之与周围肌肉群相适应，达到"骨合缝，筋入槽"，解除韧带对神经根的压迫，改善椎动脉血流，对合并小关节僵凝者施以手法，还能松解粘连，增加活动范围、缓解疼痛。

平衡复位整脊疗法对于胸椎错缝引起的呼吸不畅、胸闷胸痛、心律失常、血压升高、胃脘痛、肋间神经痛、腹泻等有显著疗效。

青少年因椎间连接的各韧带（黄韧带、棘间韧带、棘上韧带、前纵韧带、后纵韧带）及棘肌、棘间肌、竖脊肌及背部其他肌不够发达，不能稳固胸部椎体；或因跳跃闪挫；或因课桌与座位高低比例不当，长期弓背学习；或因习惯蜷卧在沙发上看电视等原因，都容易导致胸椎小关节错缝或绞锁，从而挤压或牵扯神经根及交感、副交感神经，引起该神经支配脏器的功能性改变，产生一系列临床症状。

胸椎后关节由关节突关节、肋椎关节（肋头关节）、肋椎突关节（肋衡突关节）三对小关节组成，是联动、微动关节。其协调一致时，保持胸椎的动态平衡，但受到某种外力的作用时，平衡即被破坏，出现小关节轻度移位，此时即影响到与移位关节相关的肌肉、韧带、神经组织，出现组织学改变及相应节段的神经刺激症状。中医认为这是血瘀气滞、经气不畅，不通则痛。笔者根据生物力学原理，试用双拳平衡用力的复位法，使错位的胸椎后关节得以复位，恢复其顺应性，有理气活血、祛瘀止痛的功效，达到气血通畅的目的。其症状、体征随之消除。该法双拳平衡用力，具有治疗与保护的双重作用。运用于胸椎后关节错缝的治疗，操作简便、安全、效果肯定。

参考文献

［1］韦贵康．软组织损伤与脊柱相关疾病［M］．南宁：广西科学技术出版社，1997：100－110.

［2］宋文阁，傅志俭．疼痛诊断治疗图解［M］．郑州：河南医科大学出版社，2000：45－47.

（本文发表于《中国社区医师》2006 年 12 月总第 153 期，略有改动）

（本研究项目获山东省潍坊市2007 年度科技进步二等奖　第一位）

三效组合式脐疗器治疗小儿单纯性腹泻

小儿单纯性腹泻是一种以腹泻为主症的婴幼儿多发病、常见病。其发病原因有两方面：一是饮食因素。喂养不定时、定量，突然改变食物品种，或过早喂给大量淀粉或脂肪类食品、果汁。特别是那些含高果糖或山梨醇的果汁，可产生高渗性腹泻、过敏性腹泻。如对牛奶或大豆（豆浆）过敏而引起腹泻；原发性或继发性对糖酶缺乏或活性降低，肠道对糖的消化吸收不良而引起腹泻。二是气候因素。气候突然变化，腹部受凉使肠蠕动增加，天气过热，消化液分泌减少或由于口渴饮奶过多等都可能诱发消化功能紊乱致腹泻。当前中医治疗该病多采用散剂、片剂、中药贴敷穴位治疗，其疗效有待于进一步提高。2005 年 2 月至 2006 年 12 月，笔者采用三效组合式脐疗器治疗该病 78 例进行疗效观察，现报告如下。

1　资料与方法

1.1　一般资料

本组选择门诊确诊的单纯性腹泻患儿 156 例，随机分为两组：治疗组 78 例，对照组 78 例。其中男 80 例，女 76 例。年龄自出生至 3 岁。病程 3 天至 3 年。两组年龄、性别、病程、病情等经统计学处理差异无显著性意义，具有可比性。

1.2　临床表现

食欲不振，偶有溢乳或呕吐，大便次数增多，但每次量都不多，稀薄或带水，呈黄色或黄绿色，有酸味，常见白色或黄白色奶瓣或泡沫。病情加重或迁延可导致脱水，出现眼窝、囟门凹陷，尿少，泪少，皮肤黏膜干燥，弹性下降等。

1.3　临床分期标准

持续病程在 2 周以内的腹泻为急性腹泻，病程在 2 周 ~2 月为迁延性腹泻，病程在 2 个月以上的为慢性腹泻。

1.4　治疗方法

治疗组：用三效组合式脐疗器治疗。将热源通电 5 分钟，取下电源插头备用。令患儿平卧。将药物衬垫之药磁包部位对准肚脐放好，然后将备用热源放于药物衬垫上，再将脐疗盒扣在热源上，将脐疗盒固定在脖子上，调整好高度，一并系好固定腰带即可。每次治疗 3 小时，每日早、晚各治 1 次。7 天为一疗程。嘱治疗期间家长要勤检查热源位置，防止烫伤皮肤。

对照组：用丁桂儿脐贴治疗。

两组均 7 天为 1 个疗程，连续治疗 1～3 个疗程。

1.5　统计学分析

两组疗效比较采用 t 检验。

2　疗效标准

①临床治愈：临床症状、体征消失。②好转：症状基本消失，阳性体征基本消失或减弱。③无效：经 3 个疗程的治疗，症状改善不明显或无效，阳性体征无变化。

3　结果

3.1　两组治疗后主要症状、体征改善情况比较（n）

经第 3 个疗程随访，两组主要症状体征情况如下：有效例数（症状体征消失、好转）：治疗组 73 例，对照组 48 例；腹胀治疗后有效例数（症状体征消失、好转）：治疗组 73 例，对照组 48 例；食欲不振治疗后有效例数（症状体征消失、好转）：治疗组 55 例，对照组 28 例。以上经 t 检验，差异有非常显著性意义（$P<0.01$），治疗组明显优于对照组。

3.2　两组治疗 3 个疗程后总有效率比较

治疗组痊愈 73 例；好转 1 例；无效 4 例；总有效 74 例，总有效率为 94.87%。对照组痊愈 40 例；好转 15 例；无效 23 例；总有效 55 例，总有效率为 70.5%。经 t 检验，治疗组与对照组比较差异有非常显著性意义（$P<0.01$），治疗组明显优于对照组。

4　禁忌

脐部疾病患者禁用，皮肤破损处禁用，对本品过敏者禁用。过敏体质者慎用。

5　注意事项

（1）忌食生冷油腻食物，避免暴饮暴食。

（2）本品为外用器械，应在医师指导下使用。

（3）感染性腹泻类疾病应去医院就诊。

（4）在应用过程中如发现药物接触部位瘙痒、红肿起皮疹者要停用。

（5）儿童应在成人监护下使用，防止烫伤皮肤。

（6）如正在使用其他药品，使用本品前应咨询医师或药师。

6　药物组方分析

三效脐疗器所用药物由花椒、孩儿茶、小茴香、胡椒、磁石等九味中药组成。

6.1　花椒

成分：（1）花椒果皮中挥发油的主要成分为柠檬烯（limonene）占总油量的25.10%，1，8－桉叶素（1，8－cineole）占21.79%，月桂烯（myrcene）占11.99%，还含α－和β－蒎烯（pinene），香桧烯（sabinene），β－水芹烯（β－phellandrene），β－罗勒烯－X（β－oximene－X），对－聚伞花素（P－cymene），α－松油烯（α－terpinene），紫苏烯（perillene），芳樟醇（l8inalool），4－松油烯酸（ter－pinen－4－ol），爱草脑（estragole），α－松油醇（α－terpineol），反式丁香烯（trans－caryophllene），乙酸松油醇酯（terpinyl acetate）、葎草烯（humulene），乙酸橙花醇酯（neryl acetate），β－荜澄茄烯（β－cadinene），乙酸牻牛儿醇酯（geranyl acetate），橙花叔醇异构体（neroklidol isomer）等。果皮还含香草木宁碱（kokusaginine），茵芋碱（skimmianine），单叶芸香品碱（haplopine），2′－羟基－N－异丁基［2E，6E，8E，10E］－十二碳四烯酰胺［2′－hydroxy－N－isobutyl－［2E，6E，8E，10E］－dodecatatraenamide］，青椒碱（schinifoline）就是N－甲基－2－庚基－4－喹啉酮（N－methyl－2－heptyl－4－guinoli－none），脱肠草素（herniarin），二十九烷（n－nonacosane）。花椒果实的挥

发油中含量最多的是4-松油烯醇，占13.46%，还有辣薄荷酮（piperitone）占10.64%，芳樟醇占9.10%，香桧烯占9.7%，柠檬烯占7.30%，邻-聚伞花素（o-cymene）占7.00%，月桂烯占3.00%以及α-和β-蒎烯，α-松油醇等。花椒籽的挥发油中，主成分是芳樟醇占18.5%，其次是月桂烯占10.2%和叔丁基苯（tert-butylbenzene）占11.8%，还有香桧烯，α-蒎烯，柠檬烯，1，3，3-三甲基-2-氧杂双环［2.2.2］辛烷［1，3，3-trimethyl-2-oxabicyclo［2.2.2］octane］，松油醇，辣薄荷酮、（E）-3-异丙基-6-氧代-2-庚烯醛［（E）-3-isopropyl-6-oxo-2-heptenal］，（E）-8-甲基-5-异丙基-6，8-壬二烯-2-酮［（E）-8-methyl-5isopropyl-6，8-nonadiene-2-one］，4-（2，2-二甲基-6-亚甲基环已基）-3-丁烯-2-酮［4-（2，2-dimethyl-6-methylenecyclohexyl）-3-buten-2-one），α-羟基-4，6-二甲氧基苯乙酮（α-hydroxy-4，6-dimethoxyacetophenone），1，1-二甲基-4，4-二烯丙基-5-氧代-2-环乙烯（1，1-dimethyl-4，4-diallyl-5-oxocyclohex-2-one），β-古芸烯（β-gurjunene），长叶烯（longifolene），α-金合欢烯（α-farnesene），γ-荜澄茄烯（γ-cadinene），丁香三环烯（clovene）。

（2）青椒果皮中挥发油的主成分为爱草脑占75.73%，还含月桂烯，柠檬烯，α-和β-水芹烯，α-和β-蒎烯，香桧烯，β-罗勒烯-X，β-罗勒烯-Y（β-ocimene-Y），1，8-桉叶素，α-松油烯，邻甲基苯乙酮（O-methylacetophenone），α-壬酮（α-nonanone），芳樟醇，4-松油烯醇，α-松油醇，β-和γ-榄香烯（elemene），反式丁香烯，2-十一酮（2-undecanone），乙酸松油醉酯，葎草烯，1-甲氧基-4-（1-丙烯基）苯［1-methoxy-4-（1-propenyl）benzene］，β和δ-荜澄茄烯，丁香油酚（eugenol），甲基丁香油酚，橙花叔醇异构体。此外还含茴香脑（anethol），茴香醚（anisole），甲基胡椒酚（methylchavicol）。果皮还含香柑内酯（bergapten）、伞形花内酯（umbelliferone）、茵芋碱、青椒碱（schinifoline）。青椒果实还含香叶木苷（diosmin）、（benzoicacid）

药理：所含牻牛儿醇，小剂量能抑制大鼠的自发活动。对离体兔小肠，低浓度时作用不恒定。有时有轻度但较久的运动亢进，大剂量则抑制肠运动。给大鼠口服后，能抑制胃肠运动（食糜的通过速度减慢），对大肠运动则影响不大。接近致死量时则有泻下作用。小量口服，对大鼠有轻度利尿作用；但大量可抑制排泄。给兔静脉注射可发生迅速而显著的降压作用。对大鼠口服的半数致死量为4.8g/kg，兔静脉注射则为50mg/kg。动物死亡皆由于呼吸麻痹。死后解剖，呼吸道有牻牛儿醇特有的香气，且有多量血性渗出液，肺及支气管有许多出血斑，因此死亡原因乃由于呼吸极度困难所致。牻牛儿醇对豚鼠蛔虫有驱虫作用。另据报道，花椒稀醇液有局部麻醉作用，在家兔角膜之表面麻醉，效力较地卡因稍弱；在豚鼠之浸润麻醉中，效力强于普鲁卡因。应该指出，日本所产花椒，实为山椒，我国不产；其中含中枢麻痹成分，又能兴奋延髓，产生痉挛。

炮制：除去果柄及种子（椒目），置锅内炒至发响、油出，取出、放凉。

性味归经：辛，温，有毒。归脾、胃、肾经。

功能主治：温中止痛，杀虫止痒。用于脘腹冷痛，呕吐泄泻，虫积腹痛，蛔虫症；外治湿疹瘙痒。

用法用量：内服：煎汤，0.5～1.5钱；或入丸、散。外用：研末调敷或煎水浸洗。

宜忌：阴虚火旺者忌服。孕妇慎服。

6.2 孩儿茶

成分：心材含儿茶鞣酸（catechu - tannic acid）20%～

50%，左旋及消旋儿茶精（catechin）2%～20%，左旋及消旋表儿茶精（epicatechin），鞣红鞣质（phlobatannin），以及非瑟素（fisetin），槲皮素（quercetin），槲皮万寿菊素（quercetagetin）等黄酮醇和山柰酚（kaempferol），二氢山柰酚（dihydrokaempferol），花旗松素（taxifolin），异鼠李素（isorhamnetin），右旋阿夫儿茶精（afzelechin），双聚原矢车菊素（dimeric procyanidin）。树皮中含黄曲霉毒素（aflatoxin）。此外，煎膏中还含有黏液质、脂肪油、蜡及树胶等。树胶中又含有多聚己糖（hexasaccharide）。叶中含有叶绿素（chlorophylls）a、b，类胡萝卜素。

药理：①儿茶膏之成分与用途与棕儿茶相似，工业上用作制革、染料，医疗上用作收敛、止泻。体外试验，其水煎剂对金黄色葡萄球菌及绿脓杆菌、白喉杆菌、变形杆菌、痢疾杆菌、伤寒杆菌均有一定的抑菌作用。鞣质之防腐作用主要为使细菌不能获得食物营养，在培养基上，10%溶液24小时可杀菌；在体外还能灭活流感病毒。20%煎剂在体外能伤害腹水癌细胞。给空腹家兔以不同浓度的儿茶水溶液，能抑制十二指肠及小肠的蠕动，但能促进盲肠的逆蠕动而有制泻作用，对大肠几乎无作用。静脉注射儿茶等含鞣质生药制剂使豚鼠骨胳肌张力降低，血压下降，呼吸加快，大量使呼吸麻痹，重复注射有蓄积作用，内服可以在小肠吸收。儿茶有抑制链激酶对纤维蛋白的溶解作用。②方儿茶含多量鞣质，故可作收敛剂。儿茶鞣质给小鼠口服或注射，能增进毛细血管抵抗力，如预先使豚鼠缺乏维生素C，则加用儿茶鞣质可增进此维生素之吸收，儿茶精亦有此作用。儿茶鞣质还能抑制大鼠实验性膀胱结石之形成（可能与降低大鼠尿之pH有关，给药后尿之pH值可由9.0降至7或7以下）。大鼠口服含儿茶鞣质3%～5%的饲料一个月无死亡；小鼠静脉注射200～300mg/kg则可致死；其代谢产物焦儿茶精之毒性较大；没食子酚鞣质（即在苯核上多一个羟基）毒性远较儿茶鞣质为大，亦无上述治疗作用。③右旋儿茶精可收缩离体兔耳血管，对离体蟾蜍心振幅先抑制后兴奋；它能增强酪氨酸酶的活性，抑制酪氨酸脱羧酶之活性，因而降低体内肾上腺素含量，此即可能为其降压之原理。它能抑制组胺脱羧酶之活性（对组胺酶则无影响），可能与其抗组胺之作用有关。还能抑制透明质酸酶、胆碱乙酰化酶，而对胆碱酯酶则无影响。至于它能抑制多种器官如大鼠的脑、肝、肾心，猪主动脉的氧摄取，特别是抑制心肌的氧摄取，是否与其治疗动脉粥样硬化有关，尚待研究。此外，它又能降低兔血糖，延缓羊毛脂引起的血清胆甾醇水平之升高。④焦性儿茶酚给猫与大鼠口服 50mg/kg 可引起惊厥继之麻痹，48 小时内死亡于呼吸及循环衰竭；每日口服 30mg/kg 则引起贫血、黄疸、肾实质之伤害，数周内死亡，并有明显的高血糖。

炮制：拣去杂质，刷去灰屑，研成小块或研成细粉。

性味归经：苦涩，凉。入心、肺。

功能主治：清热，化痰，止血，消食，生肌，定痛。治痰热咳嗽，消渴，吐血，衄血，尿血，血痢，血崩，小儿消化不良，牙疳，口疮，喉痹，湿疮。

用法用量：内服：煎汤，0.3～1 钱；或入丸、散。外用：研末撒或调敷。

6.3　小茴香

成分：果实所含挥发油的组成很复杂，主要成分为反式－茴香脑（trans － anethole 63.4%），其次为柠檬烯（limonene13.1%），小茴香酮（fenchone 12.1%），其他有爱草脑（estragole4.7%），γ－松油烯（γ－terpinene 2.7%），α－蒎烯（α－pinene 1.9%），月桂烯（myrcene 0.7%），β－蒎烯（β－pinene 0.4%），樟脑（camphor0.2%），樟烯（camphene 0.1%），甲氧苯基丙酮（methoxyphenyl acetone 0.1%）及痕量的香桧烯（sabinene），α－水芹烯（α－phellandrene），对－聚

伞花素（p - cymene），1，8 - 桉叶油素（1，8 - cineole），4 - 松油醇（4 - terpineol），反式 - 小茴香醇乙酸酯（trans - fencho - lacetate），茴香醛（anisaldehyde）等。果实脂肪油中经鉴定的十六种脂肪酸组成有：10 - 十八碳烯酸（10_ octadecenoic acid 38.0%），花生酸（arachic acid 31.4%），棕榈酸（plmitic acid 21.2%），山嵛酸（behenic acid 2.8%），肉豆蔻酸（myristic acid 2.2%），硬脂酸（stearic acid 2，2%），月桂酸（lauric acid 0.2%），十五碳酸（pentadecanofc acid 0.2%），二十一碳酸（henicosanoic acid 0.2%）等。果实还含豆甾醇（stigmasterol），伞形花内酯（umbelliferone），由棕榈酸、花生酸、山嵛酸与大于十八碳的高级醇所成的蜡混合物，β - 谷甾醇（β - sitosierol），花椒毒素（xanthotoxin），α - 香树脂醇（α - amyrin）欧前胡内酯（imperatorin），香柑内酯（bergapten）及印度榅桲素（marmesin）。

药理：茴香油可作驱风剂，在腹气胀时排除气体，减轻疼痛。它能降低胃的张力，随后又刺激之，而使其蠕动正常化，缩短排空时间。对肠则增进张力及蠕动，因而促进气体的排出。有时在兴奋后蠕动又降低，因而有助于缓解痉挛、减轻疼痛。此种作用可被局部麻醉药抵消，因此可能是神经反射性的。它还有某些抗菌作用，茴香醚可能是抗菌的有效成分。在豚鼠的实验性结核中，茴香醛并无抗结核作用，但能略微加强小量链霉素之效力。小茴香酮为樟脑的异构体，故有与樟脑相似的某些局部刺激作用。

炮制：茴香：簸去灰屑，拣去果柄、杂质。盐茴香：取净茴香，用文火炒至表面呈深黄色、有焦香气味时，用盐水趁热喷入，焙干。一法：以净茴香加盐水拌匀，略闷，置锅内用文火炒至微黄色，取出，晾干。（每茴香 50kg，用食盐 1.5kg，加适量开水化开澄清）

性味归经：味辛、甘、温，入肾、膀胱、胃经。

功能主治：温肾散寒，和胃理气。治寒疝，少腹冷痛，肾虚腰痛，胃痛，呕吐，干、湿脚气。

用法用量：内服：煎汤，1~3钱；或入丸、散。外用：研末调敷或炒热温熨。

宜忌：阴虚火旺者慎服。

6.4 胡椒

成分：胡椒果实含多种酰胺类化合物：胡椒碱（piperine），胡椒酰胺（pipercide），次胡椒酰胺（piperylin），胡椒亭碱（Piperettine），胡椒油碱（piperolein）B，几内亚胡椒酰胺（guineesine），假荜茇酰胺（retrofractamide）A，胡椒酸胶－C5∶1（2E）［piperamideC5：1（2E）］，胡椒酰胺－C7∶1（6E）［piperamide C7∶1（6E）］，胡椒酰胺－C7∶2（2E，6E）［piperamide－C7∶2（2E，6E）］，胡椒酰胺－C9∶1（8E）［piperamide－C9∶1（8E）］，胡椒酰胺－C9∶2（2E，8E）［piperamide－C9：2（2E，8E）］，胡椒酰胺－C9：3（2E，4E，8E）［Piperamide－C9：3（2E，4E，8E）］，1［癸－（2E，4E）－二烯酰］四氢毗咯｛1－［（2E，4E）－2，4－decadienoyl］－pyrrolidine｝，1－［十二碳－（2E，4E）－二烯酰］四氢吡咯｛1－［（2E，4E）－2，4－dodeca－dienoyl］pyrrolidine｝，N－反式阿魏酰哌啶（N－trans－feruloylpiperidine），类阿魏酰哌啶（feruperine），二氢类阿魏酰哌啶（dihy－droferuperine），墙草碱（pellitorine），N－异丁基二十碳－2E，4E，8Z－三烯酰胺（N－isobutyl－2E，4E，8Z－eicosatrienamide），N－异丁基十八碳－2E，4E－二烯酰胺（N－isobutyl－2E，4E－octadecadiena－mide），N－反式阿魏酰酪胺（N－trans－feruloyl tyramine），类对香豆酰哌啶（coumaperine），N－异丁基碳－反－2－反－2二烯酰胺（N－isobutyl eicosa－trans－2－trans－4－dienamide），

二氢胡椒酰胺（dihydropipercide），二氢胡椒碱（piperanine）等。又含挥发油，内有：向日葵素（piperonal），二氢香苇醇（eihydrocarveol），氧化丁香烯（caryophyllene oxide），隐品酮（ctyptone），顺式－对－2－稀－1－醇（cis－p－2－menthen－1－ol），顺式－2，8－二烯－1－醇（cis－p－2，8－menthadien－1－ol），反式－松香苇醇（trams－pinocarveol）胡椒酮（pipertone），倍半香桧烯（sesquisabinene），β－蒎酮（β－pinone），l，1，4－三甲基环庚－2，4－二烯－6－酮（1，1，4－trimethylcy－clohepta－2，4－dien－6－one），松油－l－烯－5－醇（l－terpinen－5－ol），－3，8（9）－二烯－1－醇（3，8（9）－P－menthadien－1－ol），－1（7），2－二烯－6－醉（l（7），2－p－menthadien－6－Ol），N－甲酰哌啶（N－formylPiperidine），荜澄茄－5，10（15）－二烯－4－醇［5，10（15）－cadiene－4－ol］，对聚伞花素－8－醇甲醚（p－cymen－8－ol methyl ether）等。

药理：正常人将胡椒0.1g含于口内而不咽下，测定用药前后的血压及脉搏，共试24人，均能引起血压上升，收缩压平均升高13.1mmHg，舒张压升高18.1mmHg，均于10～15分钟后复原，对脉搏无显著影响，多数受试者除舌头辛辣感外，尚有全身或头部的热感。胡椒的作用与辣椒相似，但刺激性较小，内服可用作驱风、健胃剂，外用可作刺激剂、发赤剂。所含胡椒碱曾用作解热和驱风剂，并有微弱的抗疟作用。胡椒的水、醚或酒精提取物在试管内试验或对感染大鼠的整体试验中证明有杀绦虫的作用，对吸虫及线虫作用不明显。同属植物卡瓦胡椒有镇静及抗惊厥作用。橙黄色胡椒果实的醇浸膏对子宫有收缩作用，并能兴奋离体肠管；对两栖类及哺乳动物的心脏有抑制作用（包括收缩力及频率），减少冠脉流量。上述各项作用可被阿托品拮抗，故属M－胆碱能性质，对蛙腹直肌无N－胆碱样作用。

炮制：拣净杂质，筛去灰屑。用时打碎，或研成细粉。

性味归经：辛，热。归胃、大肠经。

功能主治：温中散寒，下气，消痰。用于胃寒呕吐，腹痛泄泻，食欲不振，癫痫痰多。

用法用量：内服：煎汤，0.5~1钱；或入丸、散。外用：研末调敷或置膏药内贴之。

宜忌：阴虚有火者忌服。热火重呼气臭者，以及患有肝胆疾病者宜戒之。

6.5 **磁石**

成分：四氧化三铁（Fe_3O_4）。其中含 FeO 31%，Fe_2O_3 69%。此外有少数变种含 MgO（10%）和 Al_2O_3（15%）等。北京市售品尚含 Mn^{2+}、Ca^{2+}、SiO_3^{2-}。主含 Fe_3O_4，尚含少量铝、硅等元素。

炮制：磁石：拣去杂质，砸碎，过筛。煅磁石：取刷净的磁石，砸碎，置坩埚内，在无烟的炉火中煅红透，取出，立即倒入醋盆内淬酥，捣碎，再煅淬一次，取出，晒干，研成细末。（每磁石50kg，用醋两次共25~30kg）《本草衍义》："磁石，入药须烧赤醋淬。"

性味归经：辛咸，平。入肾、肝、肺经。

功能主治：潜阳纳气，镇惊安神。治头目眩晕，耳鸣耳聋，虚喘，惊痫，怔忡。

用法用量：内服：煎汤，0.3~1两；或入丸、散。外用：研末掺或调敷。

宜忌：①《本草经集注》："柴胡为之使。恶牡丹、莽草。畏黄石脂。杀铁毒。"②《本草从新》："重镇伤气，可暂用而不可久。"

7 典型病例

7.1 徐某某，男，3岁。2006年3月5日就诊，患腹痛，腹泻1月余。大便1日3~4次，为淡绿色稀便，无脓血。面色黄，皮肤弹性差，消瘦，精神不振，腹胀，叩鼓音，舌淡有齿痕、苔薄白，脉弱。

诊断：单纯性腹泻（脾虚泄泻）。

治疗：用三效组合式脐疗器治疗7天复查。将热源通电5分钟，取下电源插头备用。令患儿平卧。将药物衬垫之药部对准肚脐放好，然后将备用热源放于药物衬垫上，再将脐疗盒扣在热源上，将脐疗盒固定挂在脖子上，调整好高度。一并系好固定腰带即可，每次治疗3小时，每日早、晚各治一次。7天一疗程。嘱治疗期间家长得勤检查热源位置，防止烫伤皮肤。7天后复诊治愈。

7.2　陈某某，男，7个月。2006年4月10日就诊。因喂食鸡蛋过多而致腹泻，大便呈蛋花样，每天10余次，2天而来就诊。伴口干、尿少。来院就诊前曾服小儿消食片，疗效不显。查体：T37.2℃，轻度脱水，腹胀，叩鼓音。舌淡、苔白厚，指纹紫滞。

诊断：消化不良症（伤食泄泻）。

治疗：用三效脐疗器治疗，每日2次，每次3小时。使用方法、注意事项当面教会其母，并嘱其母减少固体食物进食量，以喂小米汁为主，补充水分及营养。经治疗7天后复诊，患儿腹泻止，大便一日两次，呈软黄便。

7.3　梁某某，9个月。2006年6月5日就诊。腹泻一月余，每天4~5次，呈水样便，伴恶心、呕吐、腹胀，叩鼓音，中度脱水。舌淡、苔白厚，指纹紫滞。

诊断：迁延型腹泻（脾虚泄泻）。

治疗：用三效脐疗器治疗，每日2次，每次3小时。使用方法、注意事项当面教会其母，口服小米汁，补充水分及营养，减少固体食物摄入。经治疗7天后复诊，患儿精神可，食欲欠佳，大便一日两次，呈软黄便，临床治愈。

7.4 王某某，女，3岁。2007年3月10日就诊。其母述自出生后即人工喂养，就经常腹泻、腹痛，病情时好时坏，迁延至今。现大便每日5~6次，颜色灰白，夹有泡沫及脂肪，其味臭甚，伴食欲不振，腹痛不适，面色不华，消瘦，多动，腹部膨隆，叩鼓音。舌光红、无苔，有裂纹。经多方求治，疗效不佳。

诊断：脂肪泻（小儿疳积）

治疗：用三效脐疗器治疗，每日2次，每次3小时。使用方法、注意事项当面教会其母，7天一疗程，连用3个疗程。嘱饮食半流质、低脂肪、易消化吸收食物为主，忌生冷油腻食物。3月23日复诊，患儿精神转佳，食欲好，大便一日一次，已成型，腹胀腹痛消失，临床治愈。嘱注意饮食卫生，防复发。

8 讨论

三效组合式脐疗器获国家发明专利（发明专利号 ZL200810015088.9）。

本发明专利由药磁包衬垫、电热器、脐疗盒三部分组成。

本组方主药为花椒、孩儿茶等三味中药。功效为涩肠止泻，消食除胀定痛。花椒辛温，孩儿茶苦涩凉，对寒热夹杂的小儿腹泻、消化不良症在治疗上取温凉并用组方法，有相反相成的作用，用以解决该病的主要矛盾。胡椒等六味辅助药具有和胃理气除胀、温中散寒、下气定痛、酸温止泻、开胃消食的作用，从不同侧面发挥作用，进一步增强主药的疗效。使药为磁石。功效为潜阳纳气，借磁力振奋胃肠功能，且能通经活络，改善血液循环，使药物经皮吸收后能快速进入胃肠道发挥治疗作用。据现代研究，磁石还具有通经抗炎、促进内皮修复的功能。

脐部具有特殊的解剖结构。脐疗是一种独特的治疗方法。肚脐在经络学中属任脉的神阙穴，为人体元气之海，和诸经百脉相通，维系着全身的经脉，起着调节脏腑生理活动的作用。脐部皮肤又薄且多皱、角质层薄弱、药物有效成分非常容易穿透弥散，脐部给药有利于药物循经直达病所的特点，最有利于药物的吸收，故具有疗效好、方法简便易行的特点。脐穴主治腹中虚冷、肠鸣泄泻、小儿痢疾。药物透过脐穴后直接作用于肠道，达到温中健脾、消胀除满、涩肠止泻的功效。

热敷具有益中活络、散寒止痛、促进毛细血管扩张的作用；对于治疗小儿非感染性腹泻、消化不良症，增加了药物的透脐力。

本发明将药物透皮吸收与磁疗、热疗相结合，其作用叠加，具有温中涩肠止泻、消食除胀的功效。比单一的治疗方法提高了疗效。磁疗具有通经活络、打通经脉、抗炎、抗氧化作用；热疗具有扩张局部毛细血管、改善血液循环、温经通络、稳定胃肠的功能；药物有温中健脾、清胀除满、涩肠止泻的功效。将经络打通后为增加药物的吸收量创造了条件，极大地提高了药物的透皮吸收量，疗效倍增。

远红外磁药调经助孕膏临床应用观察

月经不调、痛经、不孕症是育龄妇女的常见病、多发病。中医药对该病的治疗效果肯定。但口服剂型因口味问题致病人难以坚持治疗，从而影响了部分病人选择中医药治疗的积极性。为进一步提高此类病人对中医药治疗的依从性，挖掘中医药治疗此类疾病的潜力，自 2005 年 1 月至 2008 年 12 月，笔者研用远红外磁药调经助孕膏治疗育龄妇女月经不调、痛经、不孕症 88 例进行观察，现报告如下。

1 资料与方法

1.1 一般资料

选取临床已确诊的月经不调、痛经病人133例，随机分为治疗组与对照组，治疗组88例，对照组45例。其中年龄最大43岁，最小18岁；病程最长3年，最短2个月。

1.2 治疗方法

治疗组患者均在明确诊断后在腹部丹田穴贴用本发明调经助孕膏，一帖贴用3天，一个月经周期一疗程。经期停用。

对照组用益母草膏口服，一次服10g，1日服2次。1个月经周期一疗程。经期停用。

两组治疗1~3个疗程后评定疗效。

2 疗效判定标准

临床治愈：治疗后月经正常，腹痛消失；好转：治疗后月经基本正常，腹痛减轻；无效：治疗后月经情况、腹痛症状无变化。

3 治疗结果

临床总疗效：治疗组（88例），痊愈54例（61.36%）；有效29例（32.59%）；无效5例（5.69%），总有效率为94.3%。对照组（45例），痊愈21例（46.67%）；有效15例（33.33%）；无效9例（20%），总有效率为80%。经t检验，治疗组与对照组比较差异有显著性意义（$P<0.05$），治疗组明显优于对照组。

4 禁忌证

孕妇禁用。腹部皮肤破溃、感染者禁用。注意事项：①忌食生冷、油腻食物。②应在医师指导下使用远红外磁药调经助孕膏。③月经过多者不宜使用，应到医院就诊治疗。④在应用本膏药过程中，如发现接触性瘙痒、皮红为过敏，应停用。对本品过敏者慎用。⑤如正在使用其他药品，使用本品前应咨询医师。

5 药物处方及分析

本配方由五灵脂、蒲黄、皂角刺、穿山甲、松香、蜂胶等十七味药组成。

5.1 五灵脂

性味归经：甘，温。入肝、脾经。

功能主治：活血散瘀，炒炭止血。用于心腹瘀血作痛，痛经，血瘀经闭，产后瘀血腹痛；炒炭治崩漏下血；外用治跌打损伤，蛇、虫咬伤。五灵脂苦泄温通，“通利气脉”，“通则不痛”，故《本草经疏》谓之：“血滞经脉，气不得行，攻刺疼痛等证，在所必用。”应用时，可单味服用，如《鸡峰普济方》治卒暴心痛，不可忍者，用本品为末，热酒或醋汤下。若与蒲黄相须而用，治血滞心痛及产后恶露不下，少腹作痛，其效益彰，如《经效方》失笑散。若与功兼活血行气之延胡索、没药和香附同用，以治血瘀气滞，脘痛如刺者，益增化瘀行气止痛之效，如《医学心悟》手拈散。近来常有用本品配活血、行气、通阳之品，治冠心病心绞痛者，亦有良好效果。用于崩漏下血诸证。五灵脂炒用有止血之效，且无留瘀之弊，出血夹瘀者用之，尤能化瘀止血，可单味内服。治血崩诸药不能止者，用五灵脂炒令烟尽为末，温酒调下，可“去故生新”，如《妇人良方》五灵脂散。此方亦治肠风下血。如不能饮酒者，煮乌梅柏叶汤调下。用于小儿疳积。五灵脂有消积杀虫之功。凡小儿食积不化，或兼虫积，脾胃受伤，面黄形瘦，腹大如鼓，呕吐腹泻，不思纳食，嗜食异物，此属脾疳，可用五灵脂与砂仁、蔻仁、麦芽、使君子等同用，以调理脾胃，消食杀虫，如《证治准绳》灵脂丸。若疳积潮热，肚胀发焦，可配以清疳热之品，如《全幼心鉴》用本品同胡黄连研末，猪胆汁为丸服。用于蛇蝎蜈蚣咬伤。五灵脂有解毒之功，可研末以酒调服；并与雄黄调敷患处。《得宜本草》：

“得蒲黄，治心腹疼痛，产后恶露刺痛。”《得配本草》：“得半夏，治痰血凝结；佐胡桃、柏子仁，治咳嗽肺胀；合木香、乌药，理周身血气刺痛；酒调治蛇咬昏愦。”

用法用量：1～3 钱；外用适量，研粉酒调敷。

注意：不宜与人参同用。

中药化学成分：含维生素 A 类物质，如按维生素 A 计算，其含量为 0.0399%。尚含多量的树脂、尿素、尿酸等。含五灵脂（wulingzhic acid），为异海松酸的衍生物，并含邻苯二酚、苯甲酸、3－蒈烯－9，10 二羧酸、尿嘧啶、间羟基苯甲酸、原儿茶酸、次黄嘌呤、尿囊素、L－酪氨酸，另含 5－甲氧基－7－羟基香豆素。

药理作用：

对心血管系统的影响：五灵脂 20mg/kg 股动脉注入使麻醉狗股动脉血流量增加，血管阻力降低。五灵脂水提液 200μg/ml 可显著降低大鼠乳鼠体外培养心肌细胞的耗氧量。

抗凝作用：五灵脂水提液 2.0g/ml 有增强体外纤维蛋白溶解作用。

对子宫的作用：五灵脂水煎剂 2.0×10^{-2}g/ml 或 4.0×10^{-2}g/ml 对离体家兔子宫呈短时间张力提高，几分钟后恢复正常，部分出现后抑制现象，而对频率、幅度影响小。体外试验证明，五灵脂对结核杆菌及多种皮肤真菌有不同程度的抑制作用；还有缓解平滑肌痉挛的作用，临床上也曾用于心绞痛。

抗结核作用：五灵脂对小白鼠实验性结核病有一定的治疗效果，所用复方为连翘、五灵脂各 2g；或连翘、五灵脂、地骨皮、紫草根各 2g。上方对豚鼠实验性结核病也均有一定疗效。

5.2 蒲黄

性味：平，甘。

功能主治：止血，化瘀，通淋。用于吐血、衄血、咯血、崩漏、外伤出血、经闭、痛经、脘腹刺痛、跌打肿痛、血淋湿痛。

化学成分：含 ω－二十五烷（ω－pentacosane）、硬脂酸、黄酮类。

5.3　皂角刺

性味：温，辛。

功能主治：消肿托毒，排脓，杀虫。用于痈疽初起或脓化不溃；外治疥癣麻风。

化学成分：含皂荚皂苷 B－G（gleditsiasaaponin B－G）、棕榈酸（palmitic acid）、硬酯酸、油酸、亚甾醇、谷甾醇、二十九碳烷（nonacosane）等。

5.4　穿山甲

性味：《本草纲目》："甘涩，温；有毒。"

功能主治：《医林纂要》："杀虫，行血，攻坚散瘀，治痹通经。"主治痈疽疮肿、风寒湿痹、月经停闭、乳汁不通。外用止血。

5.5　松香

性味归经：苦、甘，温。①《本经》："味苦，温。"②《别录》："甘，无毒。"③《药性论》："味甘，平。"④《本草正》："味苦辛，温。"入肝、脾经。①《雷公炮制药性解》："入脾、肺二经。"②《得配本草》："入手太阴、足阳明经。"③《本草求真》："入肝、脾。"

功能主治：祛风燥湿，生肌止痛，适用于痈疖疮疡、湿疹、外伤出血、烧烫伤。

用法用量：1～3 钱，入丸散或浸酒服。外用适量，入膏药或研末敷患处。

化学成分：油松和马尾松的松香含松香酸酐及松香酸约 80%，树脂烃约 5%～6%，挥发油约 0.5% 及微量苦味物质。

5.6　蜂胶

性味归经：辛、温。

功能主治：软化角化组织、止痛。用于鸡眼、胼胝、寻常疣。

用法用量：外用适量，涂敷患处。

现代药理研究：

蜂胶中含有微量的维生素 B 族：维生素 B_1（硫胺素）、维生素 B_2（核胺素）、维生素 B_3（泛酸）、维生素 B_6（吡多醇）、维生素 B_7（维生素 H）、维生素 B_{12}（叶酸）、肌醇（属 B 族）、维生素 E（生育酚）。

蜂胶中含有丰富的矿物质和微量元素：常量元素有钙、镁、磷、钾、钠、硫、硅、氯、碳、氢、氧、氮等 12 种。微量元素有锌、硒、锰、钴、钼、氟、铜、铁、铝、锡、钛、锶、铬、镍、钡、金等 25 种之多。

蜂胶含多种有机酸：苯甲酸有防腐、祛痰作用。阿魏酸有消炎、止痛的作用。咖啡酸有止血、镇咳、祛痰的作用。

蜂胶中有多种萜类化合物：双萜具有抗菌和抑癌活性。三萜具有多方面的生物活性。

蜂胶中含有 70 种以上的黄酮类化合物。黄酮类化合物具有多方面的生理和药理作用，能帮助人体防治多种疾病，使机体各种功能正常化、增强化。①槲皮素：有扩张冠状血管、降低血脂、降血压、抗血小板聚集等作用。有止咳、祛炎、镇痛、抗病毒等作用。蜂胶中的槲皮素也有抗肿瘤的作用。②芦丁：软化毛细血管、增强毛细血管的通透性，还能降低胆固醇。

6　典型病例

6.1　赵某某，女，28 岁。2007 年 10 月 6 日就诊。病人述婚后 3 年未孕。婚前曾有人流史。现 48 个月月经未至，腰酸下坠感，小腹胀痛，白带色黄，曾诊为慢性盆腔炎、输卵管不通。

西药消炎治疗疗效不佳。舌质黯淡，脉沉。

诊断：闭经（气血逆阻胞脉）

治疗：用远红外磁药调经助孕膏贴于丹田穴处，连用30天。11月30日复诊，腰酸腹胀减轻，白带减少，继用30天复诊。12月30日复诊，月经来潮。半年后随访，已怀孕。

6.2　孙某某，女，18岁。2006年3月3日来诊。自述近3个月来月经量减少，35天左右来一次，色黑，腹部冷痛，痛而喜按，面色苍白，体胖。舌淡苔白，脉滑。

诊断：月经不调（寒凝胞脉）

治疗：外治。用远红外磁药调经助孕膏贴于丹田穴处，一个月经周期为一疗程。4月10日来诊，述本次月经来潮为30天，经量增加，色较鲜，腹痛减轻大半。继治一个疗程。5月15日来诊，述月经30天来至，经末腹已不痛。

6.3　王某某，女，40岁，2007年4月6日就诊。述因与邻居吵架，而后月经量减少，经期胸胁胀痛，腹痛，喜叹息，食欲不振，心烦易怒，舌红有瘀斑，苔白，脉弦滑。

诊断：痛经（肝郁血瘀）

治疗：用远红外磁药调经助孕膏贴于丹田穴处，一个月经周期一疗程，结果停用。4月25日来诊，述于4月20日月经来潮，量较前增多，胸胁胀痛减轻。嘱保持心情舒畅，继用一疗程。5月28日来诊，述本次月经量正常，无不适。嘱服逍遥丸巩固疗效。

6.4　王某某，女，14岁，2005年10月5日就诊。其母述该患儿平素喜食生冷食物，月经今年4月初潮，结束时下腹部疼痛，月经愆期8天，经色紫黑有块，舌淡苔白，脉细。

诊断：月经不调（寒凝血瘀）

治疗：用远红外磁药调经助孕膏贴于丹田穴处，治疗一疗程，月经来潮时停用。经治疗一个月经周期后，月经26天至，结果腹已不痛。

6.5　李某某，女，38 岁，2007 年 4 月 6 日就诊。自述白带增多，外阴部瘙痒。伴腰骶部隐痛不适，月经 35 天一至，量少，色黑，有少量血块，经期 3 天。舌苔微黄，脉沉细。

诊断：带下症（湿热下注）

治疗：用远红外磁药调经助孕膏贴于双子宫穴，交替贴用，治疗 2 个疗程，白带转正常，腰骶部隐痛消失，月经正常。

6.6　孟某某，女，42 岁，2008 年 3 月 10 日就诊。患者因戴避孕环而致月经经期延长，月经来潮，一般 10 天方净，色鲜红，伴腰骶疼痛。以上症状已持续 3 个月。舌淡苔薄白，脉沉弦。

诊断：月经不调（脾不统血）

治疗：用远红外磁药调经助孕膏贴于丹田穴处，治疗一疗程。经治疗一个月经周期后，月经正常。

7　讨论

远红外磁药调经助孕膏已获国家发明专利（发明专利号 ZL 2009 10020522.7）。

本发明为将远红外辐射热疗、磁疗、专方药物、丹田穴与子宫穴局部贴敷相结合的新型外治膏药。

药物疗效：五灵脂等六味中药具有补血活血、行气散瘀、通络止痛、祛瘀消肿、利子宫、调经助孕之效，为主药。蒲黄凉血止血、活血消瘀；皂角刺搜风拔毒，消肿排脓；穿山甲消肿溃痈，搜风活络痛经。松香祛风燥湿，生肌止痛。蜂胶，软化角质组织，抗菌、消炎、止痛。上述药与蒲黄等 11 味药为辅药。皂角刺和穿山甲都具有通络散结通管的功效，为治疗输卵管不通的要药。以上药方共奏辛香走窜、行气解郁、抗炎消肿、活血祛瘀、调经止痛、通络散结、通管助孕之功效。

磁疗，因磁场能改善血液循环和组织营养，降低末梢神经的兴奋性，促使致痛物质的分解和转化，从而具有镇痛作用；磁场可以加强局部的血液循环，改善组织的通透性，有利于炎症的消散和渗出物的吸收。同时，磁场还能提高机体的非特异性免疫功能，以改变病人的全身状态，提高对疾病的抵抗能力，抑制和防止疾病的复发；磁场可促进局部的血液循环，加速炎症渗出物的吸收和消散，具有消肿作用。

远红外磁药调经助孕膏增加了复合无机远红外保健材料，通过该材料吸收人体热量，辐射出 8～14μm 的远红外线（经中国计量科学研究院监测常温下在波长 2～18μm 内的红外发射率高达92%，并具有热电性和压电性），产生共振吸收及穿透皮层组织，起到改善体表微循环、促进新陈代谢、提高体表温度，使血管扩张，血流加快，激活生物细胞，改善蛋白质等生物大分子的活性，有助于生物酶的生长，改善血液循环，加强生物组织的再生功能，促进新陈代谢，增强免疫功能，调节自主神经紊乱，有利于消肿、止痛，进一步提高了治疗效果。

远红外磁药调经助孕膏是在现代远红外医疗保健学说、生物磁场理论、中医内病外治学说及穴疗等多学科理论指导下，将远红外医疗保健、生物磁场理论、中医内病外治法及穴疗有机结合，制成的新型膏药。该膏药具有改善血液循环、活血化瘀、抗炎消肿、抗炎镇痛、通络散结通管助孕的功效。本膏药在下腹部丹田穴（关元穴）敷贴，具有将远红外、药物、磁疗、穴疗的综合作用直达病所（病位）的特色，故疗效显著，是现代远红外高科技新材料、磁疗、中医药疗、穴疗的较完美结合。可使病变部位能得到24 小时持续有效治疗，避免了口服给药使药物在胃肠道的降解、破坏过程，减少了药物的峰谷变化，使其具有疗效快捷、稳定的特点。

复合无机远红外保健材料与人体接触后，通过吸收人体热量，辐射出远红外线作用于人体，产生共振吸收及穿透皮层组织，使体表温度升高，起到改善人体体表微循环、加快血流、激活生物细胞、改善蛋白质等生物大分子活性的作用，有助于生物酶的生长，加强生物组织的再生功能，促进新陈代谢，增强免疫功能，调节自主神经紊乱，有利于改善微循环、促进药物吸收、消肿、止痛。

本发明与传统方法制作黑膏药相比：膏药基质为新型基质，具有不含铅，没有导致人体铅中毒的副作用；疗效高、使用方便，贴敷时皮肤不受污染；费用低等优点。本专利将远红外、磁疗、药物表皮渗透、穴疗有机结合，运用中医内病外治理论创制的远红外磁药调经助孕膏，对因气滞血瘀、寒阻胞脉所致月经不调、痛经、慢性盆腔炎所致不孕症有良好的疗效，是安全、方便、无痛的绿色疗法。

热瘀消煎剂与超短波并用治疗慢性盆腔炎

盆腔炎是一组炎症病变的统称，即特指女性内生殖器官（子宫、输卵管、卵巢）及其周围结缔组织、盆腔、腹膜等部位所发生的炎症。根据病情发生的过程可分为急、慢性盆腔炎两种。慢性盆腔炎多由急性转化而来，是妇科的常见病、多发病之一。由于女性内外生殖器贯通，所以盆腔与外界也是相通的；又由于女性要经过月经期、分娩期，以及放环、人流等手术，使盆腔炎有明显的上升趋势，可高达30%～40%，严重危害着广大妇女的身心健康。

于是，我们开展了对慢性盆腔炎这一疾病临床治疗措施的探索工作。根据中医妇科学基础理论，结合现代医学对本病的认识及中药现代药理研究成果，确立了以清热化瘀中药为主组成“热瘀消”煎剂，以离子导入与超短波并用的方式治疗慢性盆腔炎。现将观察结果报告如下。

1　**临床资料**

随机选取门诊、住院慢性盆腔炎患者 160 例，均是已婚妇女，年龄在 20～50 岁之间。病史、症状、妇检、B 超检查均符合慢性盆腔炎的诊断标准。其中，治疗组 80 例：20～35 岁 16 例；35～45 岁 55 例；45～48 岁 8 例；50 岁以上 1 例。患者平均年龄 35 岁。病程 6 个月～5 年，平均 2.8 年。对照组 80 例：其中 20～35 岁 48 例；35～45 岁 27 例；45～48 岁 4 例；50 岁以上 1 例。平均 34.5 岁。病程 7 个月～5 年，平均 3.2 年。

两组病例均表现为下腹坠胀疼痛及腰骶部酸痛，白带增多，子宫附件有压痛。兼有性交痛者观察组和对照组分别为 12 例和 8 例；月经不规则分别为 24 例和 10 例；妇检及 B 超检查观察组和对照组各有附件增粗增厚 54 例与 28 例；盆腔炎性包块分别为 30 例与 14 例；盆腔积液分别为 78 例与 48 例；两组病例临床表现、病情程度及 B 超检查结果相似。年龄、病情经统计学处理，差异无显著性意义（$P>0.05$），具有可比性。

2　**治疗方法**

治疗组给予热瘀消中药煎剂离子导入与超短波并用治疗。热瘀消中药煎剂离子导入组方：赤芍、桃仁、红藤、丹参、蒲公英、肉桂、延胡索、牡丹皮、薏苡仁、败酱草等药物组成。附件增厚或有包块者加三棱、莪术；腹胀痛甚者加木香、川楝子；腰酸者加川断、狗脊。

2.1　**中药制取**

先将中药加水 1000ml 浸泡 40 分钟（中药煎制必须用砂锅），用文火煎熬至 500ml 时滤出；第二次再加水 1000ml 继续用文火煎熬至 500ml 滤出；然后将两次滤出的药液混合继续煎熬至 200ml 时滤出，装入瓶中备用，夏天可放冰箱冷藏保存（2～

8℃）。每次煎制的胶体状药液，最多使用 5 天。

2.2　中药离子导入治疗

将煎制好的中药液取 40ml 均匀地洒在两药垫上，然后将药垫分别放置在病人的下腹部，将药垫的阳极放在病人的关元穴上，将药垫的阴极放在病人的中极穴上。在药垫上放置塑料布，防止药液外渗，并盖压沙袋固定，采用廊坊产中药离子导入机：开机前，首先检查电疗机是否处于备用状态，打开电源开关旋转选时按钮到 25min 处，选择直流开关，关闭脉冲开关，调整电流强度（以离子易透入强度为宜），每天 25min，每日 1 次，15 次为一疗程。

2.3　超短波治疗

中药导入前做超短波治疗能使局部皮肤毛孔扩张，血液循环加快，有利于药物导入和渗透。中药导入后再做超短波治疗，有利于药物的吸收。因此中药导入和超短波并用，两者先后均可。但作为慢性盆腔炎患者，对已经生育的妇女，我们多采用先中药导入后再做超短波治疗。这是因为已生育妇女下腹部及皮下组织均比较松弛，特别是脂肪层较厚。对未生育过的已婚妇女多采用先做超短波治疗，后做中药离子导入治疗。超短波治疗我们采用上海产 CDB－1 型超短波治疗机，频率 40.68MHz，波长 7.37m；输出功率 200W，板状电容电极 21cm × 30cm × 2，间隙 1.0 ~ 1.5cm，下腹部与腰骶部对置，一般采用温热量，每日 1 次，每次 20 分钟，15 次为一疗程。

中药导入和超短波治疗，均是 15 次为一疗程（月经期停止治疗）。一般月经干净后开始做，疗程结束后即来月经，月经干净后再行第 2 个疗程。一般治疗 3 个疗程后，进行 B 超及实验室检查诊断，观察盆腔炎症变化情况。

对照组：单纯用超短波进行治疗，治疗 15 次为一疗程（月经期停止治疗）。月经干净后，再行治疗。治疗 3 个疗程后做 B

超及实验室检查，观察炎症变化情况。

3　疗效判定标准

临床治愈：症状体征完全消失，B超检查盆腔正常，实验室检查、宫颈涂片、阴道分泌物检查无异常。

有效：症状体征较前减轻，B超盆腔积液、包块明显缩小。实验室检查宫颈涂片，阴道分泌物检查较前明显减轻或基本正常。

无效：经治疗，症状体征以及B超、实验室检查均无明显变化。

4　结果

3个疗程结束后，治疗组80例，临床治愈47例，占59%；有效28例，占34%；无效5例，占7%，总有效率93%。对照组80例患者，临床治愈24例，占30%；有效40例，占50%；无效16例，占20%，总有效率80%。两组临床治愈率比较，差异有显著性意义（$P<0.05$），提示治疗组临床治愈率明显高于对照组。

5　讨论

中药热瘀消离子导入与超短波并用治疗慢性盆腔炎，经过临床观察结果表明，本方法简便经济、安全可靠、无副作用，病人易于接受。

中药离子导入后，一部分药物离子失去原来的电荷还原为原子或分子，立即与病变组织起治疗反应，发挥药物作用。一部分离子较长时间地停留在皮肤表面形成所谓的“离子堆”，直接刺激皮肤的神经感受器，通过反射途径起治疗作用。另一部分离子进入血液或淋巴流被带到全身，刺激血管内感受器而产生相应的治疗作用，并对远端器官直接产生影响。还有一些药物离子能选择性地集中在该药物有亲和力的某些组织或器官中，例如，桃仁、丹参、败酱草、肉桂与子宫附件有亲和力，有改善微循环、促进药物吸收、消炎、化瘀之功效。热瘀消中药煎剂离子导入是通过皮肤吸收，不产生对胃肠道黏膜的刺激和副作用，避免了中药灌肠和输卵管通液等治疗措施所带来的创伤性痛苦。药物直接通过皮肤作用于与女性生殖系统密切相关的任脉之中极、关元穴，药力集中，能“击中要害”，故疗效显著。

超短波具有扩张局部血管，加速局部血流，增加毛细血管通透性，加强吞噬细胞的活动，提高机体免疫力的功能，能改善局部组织的营养和生理状态，起到镇痛及加快炎症组织修复的作用。因此，一方面，可以加速局部炎性肿块的消退，有利于组织修复与病理状态的消除；另一方面，能够提高局部组织的药物浓度，从而有机地将多种生物学效应叠加，起到协同增效的作用。故中药热瘀消离子导入与超短波并用治疗慢性盆腔炎，治愈率高，效果好，复发率低。

参考文献

［1］鞠洪，刘春连，等．活血化瘀、温经散寒法治疗慢性盆腔炎 80 例［J］．山东省中医杂志，2004，22（2）：276.

［2］李静华，魏小芳．四妙丸加味治疗慢性盆腔炎 48 例［J］．山东中医杂志，2004，23（4）：331.

［3］刘茜，汪一清．中药保留灌肠与超短波并用治疗慢性盆腔炎 108 例［J］．中华理疗杂志，2001，24（1）.

［4］邱小虎，邱笑芹．超短波并中药保留灌肠治疗慢性盆腔炎 80 例［J］．中华理疗杂志，2001，24（5）.

［5］曹泽毅主编．中华妇产科学［M］．北京：人民卫生出版社，1999：1220 – 1223.

［6］周士枋，范振华主编．实用康复医学［M］．南京：东南大学出版社，1998：293.

［7］潘玉华，郭育兰．中药治疗慢性盆腔炎102例疗效观察［J］．中医杂志，1991，32：29.

［8］倪鸿珠，蔡庄．中药保留灌肠治疗输卵管阻塞性不孕症［J］．上海中医药杂志，1994（3）：23.

（本研究项目获山东省潍坊市2007年科技进步二等奖　第二位）

鹿角霜治疗慢性淋巴结炎

20年前，笔者见同诊室的宫老先生诊治一患者，症见颌下部位肿大，皮色正常，触之有硬结，不热，微痛，经久不愈。诊为阴疽（慢性淋巴结炎）。处方：鹿角霜90g，研极细末，用麻油调涂患处，日涂2次，不日即愈。

乃请教其医理，宫老先生曰：鹿角霜性味咸温，咸能软坚散结，温能通络消肿，故治阴疽有效。后来笔者在临床上试用此法治疗慢性淋巴结炎10余例，均收到良效。

如治马某，女，12岁。1990年3月10日初诊。诉右腮下触及肿块半年，不红，不热，触之稍痛。曾用消炎药治疗，疗效不佳，遂请中医诊治。观其右颌下部位肿大，皮色不变，触及1cm×1cm大硬结，触之微痛，不热，舌淡苔白，脉细。初诊：慢性淋巴结炎。处方：鹿角霜100g，研极细末备用，每次取10g用麻油调涂患处，敷料包扎，每日换药1次。7日后复诊，患处肿消大半，继用上法治疗3天，病愈。

（本文发表于《中医杂志》2003年4月第44卷第4期）

升麻治疗低血压

笔者曾接诊一位50岁女性牙痛患者，经辨证属胃火牙痛，遂遵清胃散方开中药3剂煎服。患者复诊时诉牙痛减轻，但出现头痛、头晕、心烦症状。测血压为140/95mmHg。问患者是否原有高血压病，患者否定。思虑再三，自认为辨证无误，药证相符，压痛减轻，守方继服3剂。复诊患者牙痛止，但头痛、头晕、心烦较前加重。再测血压为150/100mmHg。方中升麻有升举阳气的作用，考虑是否与所服药物有关。患者停药10天后再来复诊，头晕等症状消失，测血压为130/90mmHg。据此经验，以后每遇低血压患者，在辨证施治基础上加升麻10g，取得满意的升高血压效果。

病案举例：李某，女，22岁，2000年4月10日来诊，诉头晕、乏力、心慌、失眠健忘，面色萎黄，精神不振，舌淡有齿痕，脉细弱，血压80/60mmHg。证属心脾两虚。拟归脾汤方加减：人参3g，炒白术10g，炙黄芪30g，当归10g，茯苓10g，炒远志6g，炒酸枣仁10g，木香6g，炙升麻10g，生姜3片，大枣3枚。6剂，水煎服，每日1剂，分3次温服。

复诊时述症状减轻，血压90/60mmHg。效不更方，继服6剂。

三诊：患者已不头晕、心慌、乏力，精神好转。测血压为100/70mmHg，嘱服归脾丸以善其后。

升麻甘、辛，微寒，质轻浮，具升举脾胃清阳之功。低血压症多属中医气血亏虚、阳气衰少之病机。在补气养血的基础上加升麻升举脾胃清阳之气则疗效提高，效果满意。

（本文发表于《中医杂志》2006年4月第47卷第4期）

中篇　治未病篇

1　概　　论

中篇导言

从教又从医，算来卅五年。
读书一大摞，边学边实践。
心得细梳理，实践积经验。
装在脑子里，也是万年闲。
说与众人听，科普做宣传。
深奥大道理，删繁后就简。
中西古今采，精髓灼知选。
编成顺口溜，记诵容易办。
若是有帮助，济生吾心愿。
开篇会有益，请您慢慢翻。
细品个中味，句句肺腑言。
若有谬误处，把它放一边。
读读试试看，益寿又延年。
一册家中备，享受到永远。

健康是福

体健神怡最佳态，幸福感觉自然来。
身体有病基石毁，福气自消不存在。
人生在世求幸福，体健才有好未来。

年轻气盛不保养，老年必然受其害。
悔之晚矣空悲叹，基础筑牢少病灾。
衣食住行工作事，围绕健康巧安排。
纵有财富千千万，不如一副好身板。
科学养生保健好，一生享福乐开怀。

健康手中握

患病查因别怨命，病因大体分五种：
先天遗传十之二，行为心理占四成；
环境因素有两分，生物传染原因剩。
遗传类病不由已，人为因素都可控。
医药卫生知识学，养生保健莫放松。
点点小事换健康，莫等流水冻成冰。
垒石成塔天天做，健康就能握手中。
投资健康最聪明，祛病养生第一功。

四大要素与健康

人生活于大自然，生存环境是关键。
空气阳光水与食，基本要素需完善。
空气清新无污染，阳光明媚照身健。
水质洁净达标准，食物卫生营养全。
四大要素合理用，身体健康才实现。

精　气　神

人生根本精气神，守住三宝定乾坤。
三者之间相关联，一荣俱荣反之损。
阴精为本是基础，受之父母先天存。

吸纳水谷氧营养，化为血肉长成身。
功能活动为之气，整体联动秩序稳。
物质转换变无形，精足气旺化为神。
生命活动总体现，得神者生失神殒。

2　孕产保健篇

孕 产 保 健

妙龄男女交合完，精子卵子喜相见。
受精卵子植子宫，新的生命此时诞。
孕母调养动静变，五谷杂粮营养全。
绿叶蔬菜少不得，里边含有真叶酸，
儿脑神经全靠它，缺了无脑脊裂现。
多吃鱼虾核桃仁，养脑益智骨骼健，
水果干果都需要，全面营养少吃甜。
吃甜多了母儿胖，最易发生是难产。
运动勤了身体壮，每天散步不间断。
孕妇生病找医生，不要擅自买药丸。
围产保健要搞好，有病早治防未然。
避免惊吓大怒悲，惊动胎元易流产。
防滑防跌每一步，充足睡眠母儿安。
早妊晚孕各三月，夫妻性交流产险。
孕妇 B 超做检查，不是必需尽量免，
多做 B 超有害处，大脑发育受牵连，
幼儿说话走路迟，发达国家有经验。
孕妇透视更危险，若无保护绝对免。
电脑手机微波炉，电离辐射微波穿，

安全距离三米远，弃之不用最安全。
预产期到上医院，产前检查常规办，
医生监护自然生，母康儿健是首选。
万不得已剖腹产，也是为了保平安。
现在有人头发昏，无病无灾剖腹产，
说是不痛少受罪，不知剖腹有危险；
或为阴道不松弛，剖腹留疤也不嫌；
麻醉意外或感染，还会发生肠粘连；
剖产婴儿肺不健，性格脾气有缺陷，
若是这言你不信，优生咨询找答案。
更有奇谈怪招出，药物催生抢时辰，
封建迷信新花样，违背规律反自然。
为何母亲最伟大？天降重任担在肩。
生产好比拉撒事，本能天性代代传，
阵痛过后儿降生，一声啼哭报平安，
全身松弛喘口气，浑身通泰真舒坦，
生下一个健康儿，全家老少都喜欢。
人类进化万万年，优胜劣汰保繁衍，
生产自然规律好，优生优育是首先。

不宜高龄怀孕

妇女婚后生孩子，掌握时机要适宜，
三十岁前最佳期，三十五岁高龄忌。
高龄孕妇问题多，大命小命都忧虑：
痴呆畸形遗传病，流产早产死胎患；
母患妊娠合并症，妊高症及糖尿病；
重则心肾功能衰，母儿死亡亦发生；
子宫收缩力减弱，高龄孕妇骨骼硬；

胎位不正易难产，胎儿产伤或窒息。
若是高龄怀了孕，产前检查需定期，
发现问题早处理，母子平安是大事。

产后抑郁

产后抑郁症多发，多种病因均引起。
情绪低落焦虑烦，健忘悲伤失眠继，
食欲下降缺信心，妄想自杀也不奇。
心理治疗早疏导，药物相配防出事。
增加光照晒太阳，饮茶食辣疗抑郁。

3　婴幼儿保健篇

新生儿喂养

婴儿产下先打口，这是先辈老经验。
牛羊猪鱼肉剁泥，熬汤再将五味添，
酸苦甘辛咸凑齐，调合全了喂儿安，
下生打口好喂养，胃肠记忆终生伴，
防止偏食又挑食，啥也想吃营养全。
母乳喂养纯天然，营养丰富是首选，
初乳千万别挤掉，婴儿早吃抗力建。
不管有奶或无奶，下生吸吮乳头先，
刺激母乳早多产，人工喂养找麻烦。
母乳太少不够吃，鲜虾熬汤豆汁验，
猪蹄通草煮汤喝，热敷按摩乳涌泉。
有时乳腺管口堵，有奶排出也困难，
香油点在乳头上，浸润二时挤乳腺，

压力大了口鼓开，乳汁排出真舒坦。
喂奶定时又定量，斜抱姿势最保险，
呛咳溢乳不发生，还能防止中耳炎。
四五个月添食物，小米粉糊牛奶选，
铁钙维D胡萝素，母乳含少需补全。
随着月龄渐增长，量宜先少渐增添，
品种由一到多种，流质半流固体全，
菜果肉泥和稀饭，花样调剂轮流选。
初添食物儿多拒，反复试喂多次办，
食物添加过于晚，挑食偏食毛病连，
喂养困难体质弱，影响一生害处显。
到了一岁要断奶，越吃越馋体不健。
古训小儿待要安，应该多受饥和寒。
科学喂养好处多，幼儿体健全家安。

育儿纲要

新生婴儿需筛查，有疾早治防病变。
婴儿神经未育全，胆小易惊神不安，
室内光照别太强，轻搬慢放噪声减。
生人来了别乱摸，母亲怀抱儿安然。
抚触对谈促发育，听听音乐也可选。
夜半三更别惊动，不然小儿哭不断。
百天之内别出门，寒温不适声音乱，
外界环境不适应，出门一趟必病缠。
五月之内别抱玩，不然难免颈腰闪。
躺坐爬走四阶段，进化规律别违反，
只能帮助别限制，任其自由大发展。
咿呀学语早训练，大脑发育最关键。

玩具育手帮助大，婴儿体操勤训练。
衣服要用纯棉做，柔软护肤防静电。
小儿哭闹声音厉，腹痛肠叠可能患。
果冻葡萄豆粒进，气管异物不是玩，
发现病情头倒低，飞奔医院别怠慢。
小儿吃饭别打闹，呛水呛食亦危险。
饭前便后要洗手，从小培养好习惯。
冰糕冷饮伤脾胃，三岁之前不宜见。
限制零食吃正餐，花样搭配食不偏。
骑车载儿防伤脚，车轮两边用护栏。
上街玩耍大人牵，防撞防丢求安全。
电视限制日二时，距离要隔三迷远，
时间距离不规范，很快就得近视眼。
方方面面注意到，综合调养最妥善。

计划免疫

儿童身体未育全，免疫能力尚未健，
要是摊上传染病，抵抗乏力岁难延。
卡介乙肝二疫苗，下生就需接种办。
流脑乙脑百白破，糖丸能防婴儿瘫，
麻疹还有腮腺炎，全程免疫保平安。
今又流行艾滋病，疫苗产出别怠慢。

怎样喂养孩子不肥胖

儿童肥胖关键期，一岁还有五岁是，
二个阶段控制好，健康不胖终生益。
母亲产后多吃菜，营养全面断奶易。

四至六月添食物，品种更替搭配吃。
食欲不佳莫强食，避免恶心呕吐起。
每餐饭菜简单好，定时进食忌零食。
六月之后进硬食，学会咀嚼终生益。

小儿缺铁信号

小儿缺铁多发生，贫血体弱又多病。
小儿哭闹大憋气，呼吸暂停病不轻，
持续一至三分钟，呼吸恢复肌肉松。
智力不如同龄儿，记忆力差学不行。
眼睛巩膜发蓝色，缺乏笑容不爱动。
发现信号上医院，儿科医生帮纠正。

小儿缺钙信号

小儿发育速度快，骨骼生长需用钙，
细心观察儿身体，缺钙信号现出来：
小儿易惊夜啼哭，睡眠过程汗淋漓；
方颅乒乓颅可见，枕部头发秃一圈；
走路推迟罗圈腿，鸡胸蛙腹形奇怪。
多晒太阳食添钙，药物治疗补钙快。

小儿缺锌信号

小儿缺锌发结穗，指甲表面白点堆；
偏食挑食异食癖，常咬指甲吃土煤；
儿童成熟会延迟，说话晚来脑子笨；
发育欠佳心理碍，免疫力差病缠身。
核桃栗子加瘦肉，补锌强体促发育。

玩具与健康

儿童玩具启智力，有损健康亦要知。
小刀针头刺伤人，油漆玩具含铅害，
铅中毒后损智力，学习成绩差不济。
发声玩具噪声大，神情不安受刺激。
金属玩具含砷者，溃疡甲裂脱发继。
含镉中毒会贫血，肝肾功能损不奇。
毛绒玩具病菌污，传染疫疾不用疑。
玩具买时看标志，三无产品要远离。

儿童开灯睡觉与白血病

儿童易患白血病，环球时报披新证。
莱特研究睡眠见，开灯睡觉扰生灵。
该黑不黑节律乱，褪黑素减癌胞生。
DNA 遭殃结构坏，白血病就身上叮。
（据《环球日报》2004－09－30 报道）

小儿尿白

正常小儿尿透明，略带黄色亦常情。
有时小儿尿变白，家长担心生啥病。
小儿尿白分几种，不病或病要分清：
夏季天热体缺水，代谢旺盛尿白成；
菠菜苋菜柿蕉橘，变白与吃食物通；
草酸碳酸盐沉淀，冬季天冷盐类凝；
加热尿液可鉴别，遇热白消不是病。
泌尿系统细菌染，尿色变白脓胞染。

或是患有丝虫病，乳糜尿白看医生。

防小儿遗尿

小儿睡眠时遗尿，不良习惯欠训练，
父母责任不可卸，及早纠正防遗憾。
小儿睡前少喝水，夜间定时排小便，
强化训练好处多，日久习惯成自然。
发现小儿偶遗尿，耐心教导勿训斥，
神经系统未健全，偶有遗尿不可免。
山药胡桃益智仁，常吃遗尿病可痊。

防易性病

易性病，古有之。
男儿身，女言行。
女儿身，男儿性。
发病因，尚未清。
初研究，有下情：
胎儿期，性素乱；
下丘脑，发育变；
下生后，教养乱；
女恋父，男依母；
男扮女，女扮男。
性激素，男女偏：
睾丸酮，男性低；
女性者，反高见。
H－Y 抗原，定性别，
男性缺，女性见，

遗传因，也相关。
先天因，难防范。
后天因，能纠偏：
调心理，修行为；
教养时，遵自然；
女育女，男育男；
性角色，不能变。
服药时，看说明，
类激素，需慎用。
从小教，防性变。
重要性，莫轻看。

4　儿少保健篇

儿少教育与安全

智力开发事当先，成龙成凤殷期盼，
空想不干无效果，一点一滴事做全，
日积月累方生效，撒下汗水硕果见。
幼儿喜伴早入托，按纲施教最规范，
儿歌算术做游戏，友爱守纪记心间，
学讲卫生不生病，自己的事自己办，
孔融让梨还需教，铸就爱心心智健。
幼儿园里育幼苗，学前教育不能减，
早学外语效果好，让儿早过语言关，
基础打好益处大，顺利进入小学园。
小学阶段儿渐大，七岁八岁狗也嫌，
玩刀下河打打架，上墙爬屋不安全，

耐心施教训化好，竞争意识培养先。
十二三岁到少年，心理反抗是自然，
半懂不懂小大人，循循善诱慢慢办，
啥也好奇都想做，好事坏事难分辨，
抽烟喝酒不能学，不良行为要纠偏，
这时基础打不好，影响身心再发展。
十四五岁性萌发，身体发育随着变，
心理发生性好奇，生理卫生课解难，
身体发育生长快，课桌椅子比例变，
及时调整防驼背，也能预防近视眼。
十六七岁渐成熟，到了十八变青年，
成人地位已确定，依法办事要规范。

儿童慎吃洋快餐

洋快餐店遍地开，引得儿童乐开怀，
常吃多吃损健康，高兴之后悲愁来。
高胆固醇高热量，低营养素身体败；
少儿活跃多动症，肥胖脑病脾气坏；
女孩月经初潮早，男孩乳长不应该；
骨龄发育会提前，男性不育断后代；
冠心糖尿高血压，癌症多发也难怪；
大便干结肺受损，气管发炎哮喘带。
偶尔品尝还可以，常吃身体有损害，
明辨好坏靠家长，不能让儿任性来。

预防近视眼

儿童少年患近视，学习生活均不利；

从小预防最重要，不良习惯要禁忌。
一因电视看得多，距离太近没三米；
二因灯光不适合，太明太暗均引起；
三因看书时间长，四十分钟要休息；
四因看书距离短，眼书相距卅厘米；
五因桌椅不协调，端坐前臂平桌适；
卧床看书易疲劳，眼睛保健操练习。
得了近视配眼镜，必须验光才合适。

预防性侵害

涉世未深儿少年，预防性害缺经验，
及时接受性教育，提高警惕防侵犯。
语言行为性骚扰，强暴侵害是极端，
男女都可能发生，采取措施早防范。
同学熟人陌生人，上司骚扰都可见，
发生苗头早回避，或是拒绝保安全。
两人相处易发生，夜晚逛街有危险，
遇有歹人快呼救，逃离报警快报案。

儿童语言伤害与心理

儿童心理很脆弱，细心呵护好处多，
语言伤害不觉中，投下阴影久难抹，
影响身心损健康，一生受害过失多。
多鼓励来常表扬，道理讲明纠正错，
“笨蛋坏孩”话语忌，扬长避短长壮苗。

性早熟与性幼稚

儿童性育变异常，早熟幼稚两极向。
原因根本在饮食，药物影视亦影响：
儿童食品添加剂，鸡猪饲喂药物殃；
食物污染雌激素，避孕药物儿误尝；
环境激素污染源，色情影视刺激帮。
女童十岁来月经，不知所措母亲慌；
男童早早长胡须，儿童早奔少年样；
性早熟后易冲动，儿少怀孕惊世广。
儿童骨骺早闭合，影响长高个矮像。
过食肥腻甜食类，体重超常儿肥胖，
垂体发育有障碍，生殖系统就遭殃，
阴茎短小幼稚状，睾丸生精受影响，
成年之后易不育，娇儿苦果自己尝。
加工美食尽少吃，粗茶淡饭果蔬帮。
体育锻炼常坚持，不乱吃药记周详。

5　青年保健篇

青 年 之 戒

青年人生好时光，身体健康精力旺。
工作学习效率高，拼搏竞争敢于闯。
戒烟限酒饮食节，生活规律莫狂浪。
暴饮暴食酗酒醉，胰腺炎生痛滚床。
控制体重多运动，打架斗殴身体伤。
远离毒品事重大，戒赌戒嫖保身强。

运动得当防崴脚，骨折撞伤也别忘。
修身齐家治国事，重任在肩别荒唐。

消除考试紧张

上学考试免不了，考试紧张成绩孬。
睡眠不足做梦多，知识大脑记不牢。
临进考场心跳急，入厕频频血压高。
考前一月就调整，作好准备紧张少。
睡眠保证八小时，一日三餐要吃好。
补充钙剂稳神经，焦虑煎服夏枯草。
睡眠不好脑乐静，普洛奈尔防心跳。
用药调治找医生，应急指掐内关穴。
深吸慢呼呼吸调，自我暗示很重要。
多方准备胸成竹，这次一定能考好。

防青春痘

少男少女青春期，性腺发育高潮起，
雄性激素分泌多，男女均有不稀奇，
刺激皮脂分泌旺，毛孔堵塞似温床，
细菌乘机大繁殖，痘痘随之就鼓起。
洗脸净脂日三遍，忌用各种化妆品，
腥辣发物不要吃，情绪稳定莫性急，
多吃水果和蔬菜，大便秘结也不宜，
发病遵医用药治，预防复发早调理。

婚前体检

结婚之前先体检，事关重大不一般。

性病癫狂传染病，不宜结婚或暂缓。
遗传疾病或近亲，生子夭折残疾连。
婚前咨询早避免，感情用事后悔晚。

避　孕

生育年龄需避孕，计划生育要遵循。
意外怀孕添麻烦，人工流产伤体身。
择时相会避排卵，避孕药具用也神。
避孕失败早补救，请教医生最是稳。

避　五　毒

酒色赌毒怒，杀人之五毒。
嗜酒无节制，浇愁愁如故。
美色人向往，纵欲祸临头。
赌博想发财，倾家荡产忧。
吸毒试不得，成瘾人变鬼。
大怒不理智，闯祸进牢狱。

6　壮中年保健篇

壮　年　之　戒

人到壮年事业成，四十不惑心里明。
工作繁重压力大，连续工作夜挑灯。
迎来送往应酬多，身体疲惫也硬撑。
折腾一番体不支，亚健康态病易生。
自我减压勤放松，劳逸有度畅心情。
合理安排有规律，自重自爱不自轻。

中年之戒

人到中年天过晌，事业家庭两肩扛。
工作操劳家事烦，两鬓斑白顾自忙。
经济拮据开销大，东奔西闯挣钱饷。
借酒浇愁心郁闷，心理不平事多桩。
睡眠减少夜梦多，中年早衰病缠上。
比上不足下有余，知足常乐是妙方。
健康透支使不得，度过艰难途坦荡。

7　老年保养篇

老年之戒

人到老年事业成，退休养老一身轻。
儿女成家各自过，退居二线指导行。
闲事少管心不烦，患得患失更不应。
饮食起居需有节，锻炼身体血脉通。
天下大事多关心，跳出凡界修道行。
超凡脱俗养生好，延年益寿神仙生。

旅　游

工作时期不得闲，想去旅游无时间。
如今光荣退了休，游山玩水有条件。
春秋两季气候好，最宜出行去游玩。
短途旅游任挑选，长途参加旅游团。
游玩路线早确定，千万别忘买保险。
常用药物身边带，饮食卫生保安全。

家　务

家务劳动利保健，量力而行做着看。
洗碗做饭扫扫地，活动筋骨赛锻炼。
电器使用慢慢学，登高擦窗有危险。
干干歇歇勤调整，标准太高有麻烦。

交　友

人喜群聚调心情，老年最怕孤独时。
故交需要常联系，新友结识亦大事。
琴棋书画太极拳，会交朋友好形式。
若是能上互联网，聊天会友更新奇。
交流感情谈学习，英雄仍有用武地。

性　爱

食色性也是本能，孔子定论传世中。
性爱本是正常事，男欢女慕火花生。
老来分居不合适，劳燕相依度晚景。
压抑本性心不欢，抑郁心情多生病。
丧偶还可黄昏恋，移风易俗改传统。

老　伴

年轻夫妻老来伴，相互照顾度晚年。
饮食起居聊聊天，捶背洗脚常保健。
互相表扬心情好，最忌告讼又埋怨。
能劳能动不偷懒，体谅对方也老年。

退　休

辛勤工作几十年，临到退休心坦然。
工作忙碌时间紧，年轻力壮能承担。
早作贡献晚享福，人老退休转折点。
思想早要有准备，退休以后好好玩。
人说夕阳无限好，春华秋实硕果担。

长　寿

百岁笑嘻嘻，九十不稀奇，
八十多来兮，七十小弟弟，
六十摇篮里，长寿新时期。
长寿方如下，细细说给你：
身体勤锻炼，动静要适宜；
饮食讲营养，膳食细合计，
鱼奶豆制品，蔬果茶蜂蜜，
啥也吃一点，最不能偏食；
老年阳气弱，宽衣保暖需；
感冒肥胖防，失眠疲劳忌；
心平气和好，最怕生大气；
笑口要常开，发自内心里；
养鱼种花草，弄孙赛含饴；
家和条件好，长寿是果实。

老年健身

体育锻炼分年龄，老年选项需酌情。
快走慢跑太极拳，甩手踢脚勤运动。

倒走爬行打打球，爬山登楼量力动。
不管你选哪一种，自己胜任才算行。
心率不超一百二，觉着劳累宜暂停。

老年莫晨炼

晨炼是个老习惯，有违科学需改变。
睡眠一夜血黏稠，容易形成血里栓；
再加运动出大汗，血更黏稠循环慢，
形成血栓堵心脑，引发心梗和偏瘫。
冬季气温零度下，冷风刺激血管挛，
早晨六至十二时，发病危险时间段，
心脑发病致猝死，这种情况不鲜见。
如你坚持要晨炼，炼前喝水吃早饭，
稀释血液供能量，避免发病保安全。
遵照人体生物钟，午后四至六时玩。
冬季锻炼需保暖，热身之后衣再减，
锻炼完毕擦干汗，快穿衣服防风寒。
运动项目应慎选，散步气功太极拳。
身体有病先体检，根据病情巧锻炼。

含饴弄孙

祖孙两代隔辈亲，含饴弄孙好心情。
科学培养出人才，溺爱娇惯宠不行。
孩子言行有毛病，及时纠正不放松。
孩子有求应不应，具体分析利与弊，
一味百依又百顺，“皇帝”脾气会养成。
俗称娇儿无孝子，飞扬跋扈悔不宁。

老年生活天平

老年生活讲平衡，轻重颠倒误区明，
思想走进死胡同，固执己见后悔生。
一重子孙轻自身，一味奉献囊中空；
二重娱乐轻健康，昏天黑地修“长城”；
三重积累轻消费，爱财如命苦行僧；
辛辛苦苦一辈子，享享清福情理中。

老人节日禁忌

老人过节易兴奋，或是触景生伤悲。
过食美味脾胃伤，饮酒过量醉受累。
有病开禁尝口福，擅自停药犯忌悔。
过度操办劳累过，睡眠不足会伤神。
过节看作平常日，生活规律莫违背。

抗　衰　老

生长壮老是规律，养生保健求延期，
人寿可达百余岁，老而不衰是目的。
避免半途命夭折，寿终正寝哀变喜，
长生不老是梦想，面对现实脚踏地。
衰老表现众说纷，抓住实质增抗力，
天癸衰竭命门衰，性激素量高到低，
性素生命原动力，延缓衰老保生机。
性情开朗兴奋高，运动气血循行利。
风和日丽沐阳光，新鲜空气常呼吸。
灵芝熟地何首乌，枸杞山药人参吃。

女士胎盘常常用，男性鹿狗驴鞭需。
男子常练铁档功，女子气沉丹田宜。
气血旺盛化为精，精充肾盛命火明。
龙凤呈祥求延年，青春常驻真美丽。

预防脑衰十法

情绪要稳定，思想需不停。
读书勤学习，手脚宜常动。
愉快享生活，营养要平衡。
运动宜适量，呼吸新氧气。
充足睡眠好，治疗慢性病。

老人输液宜忌

老人治病常输液，心脏负荷难承接，
输液速度过于快，造成心功能衰竭。
心慌喘憋加咳嗽，大汗淋漓神不歇。
健者每分五十滴，心肺有病滴三十。
心脏病重再减少，其他病情医生定。
护士定好滴速后，自己千万别乱动。

老人镶牙拔牙宜忌

人老掉牙不稀奇，缺牙即镶拖不得。
若是缺牙数目少，固定修复最合适。
缺牙数目比较多，活动修复就适宜。
满口牙掉镶全口，稍微麻烦做仔细。
假牙初戴不适应，慢慢习惯就可以。
若是哪里不合适，找准毛病再修理。

假牙总不是真牙，硬物莫嚼知爱惜。
活动满口两类型，睡前摘下要清洗。
老人拔牙需慎重，须知拔牙有禁忌，
高血压和心脏病，糖尿出血都不行。

老年防病须知

人到老年多学习，防病知识要切记。
起床快了易猝死，躺起坐各1分宜。
生活做到七不要，暴餐酗酒空腹跑，
烫澡冷饮猛转颈，大便不用坐便器。
睡前热水泡泡脚，戒烟限酒平心理。

防老年耳聋

老年耳聋属退化，感音神经功能差，
高频声音损听力，耳聋渐重聪不佳。
预防胜于吃药治，耳毒性药避免它。
电视耳机声放小，避免噪声大声哗。
戒烟限酒少脂肪，多吃蔬果海产吧。
不要挖耳伤鼓膜，耳内有水擦干它。
体育锻炼促循环，老年慢病防治佳。
突发耳聋找医生，药物治疗高压氧。
慢性耳聋助听器，合理配戴能帮忙。
需时戴上用后摘，及时调节定音量。
逐步适应灵活用，改善听力有用场。

夜晚勿憋尿

天冷室寒人发懒，老人小解不方便，

小便时间多延长，憋尿久则出危险。
急性发病尿潴溜，或是养成坏习惯。
尿液倒流伤肾脏，破坏肾功莫小看。
略有尿意便可解，免得憋出毛病烦。

矫治老花眼

人老眼花属退化，晶状体老弹性差。
增大变硬调节难，睫状肌衰力量乏。
老视度数随年长，配镜矫治有方法。
配镜之前先验光，免得戴上有偏差。
中药防治草决明，炒熟天天泡着喝。
唾液涂眼日二次，长期坚持维护佳。

防老年皮痒

老年皮痒病因多，皮肤萎缩脂汗少；
弹性降低皮干燥，末梢神经刺激闹。
肝肾慢病或肿瘤，也会致痒细分晓。
对因防治有办法，戒烟限酒忌浓茶；
辛辣刺激发物远，洗澡莫勤不用皂；
棉线内衣里边穿，居室温度保持好。

老人不宜看惊险影视片

惊险影视强刺激，老人观看不适宜，
恐怖阴森又凶杀，紧张忧心加恐惧。
大脑皮层反应激，血压上升增心率，
晕厥发生恐难免，此类影视须远离。

更年期

壮年度过变老年，转折就称更年期。
更年期分三阶段，全程时间十年期。
过去认为妇女有，最新研究男也是。
女子七七四十九，绝经是个明标志。
男性大约六十岁，进展缓慢不注意。
更年概因天癸竭，性素分泌逐降低，
潮热发汗心里烦，莫明其妙发脾气，
血压不稳常失眠，性活动也渐趋稀。
生长壮衰循规律，多事之秋活仔细。
挺过这段非常期，平衡重建幸福至。

老少相处秘诀

家庭和睦乐融融，老人生活好环境，
家和心畅情趣多，益寿延年别看轻。
老少阅历不一样，性格脾气也多种，
代沟产生是必然，关键谅解多沟通。
老人心态放端正，儿女一样心端平，
特殊照顾要是有，家庭会议早说清。
有事当面说一说，互相传话坏事情，
邻里面前莫告讼，老人多犯这毛病。
儿女夫妻感情好，老人欢喜在心中，
娶了媳妇忘了娘，这句老话别动用。
儿女生活少干涉，自我消化矛盾松，
儿媳女婿当亲生，宽宏大量善意评。
有难同当福共享，团结一致力量凝，

换位思考儿女做，养老敬老义务行。
父母一生多操劳，享享清福情理中，
爸妈常叫暖老心，问寒问暖孝心敬。
人老固执脾气大，大脑老化病理生，
事事多让老三分，说理别与老扳平。
家务杂活抢着做，特殊情况要说清，
家庭不和窝里斗，两败俱伤说不明，
邻舍百家看笑话，社会地位人不敬，
琐碎繁杂家务事，难得糊涂别太清。
若遇那种不孝子，虐待老人逞兽性，
忍无可忍下狠心，把他告上大法庭。

8　饮食养生篇

饮

人体含水一大半，生命依靠水滋养，
缺水上火是常识，饮食同等莫遗忘。
两千毫升一日需，少量多次饮正常，
水温冷热要适宜，过冷过热刺激忌，
太冷容易闹肚子，太热食管会伤烫，
暴饮心脏负担重，不等口渴饮汤上。
夜间睡眠喝水少，血液变稠心脑伤，
睡前半夜与晨起，各饮一杯血变稀。
饮水经常不足量，大便干燥生痔疮，
皮肤无光少弹性，口唇干裂舌生疡。
你看饮水多重要，水足体健神采扬。

食

与生俱来需吃饭，都说民以食为天。
年老胃肠消化弱，吃点东西需挑选。
早好午控晚宜少，一日三餐粗茶饭。
人老味觉不灵敏，先炒出菜后放盐。
主食谷物六七两，蛋白脂肪二一添。
蔬菜水果天天吃，纤维素多通大便。
苦瓜荞麦降血糖，不妨也要常吃点。
过期食品不可吃，食物中毒要防范。
饭前先喝一口汤，省得日后开药方。
精选食物利健康，一餐一饭莫小看。

酒

李白斗酒诗百篇，豪言壮语惊世间，
不知酒有副作用，生养子女智不全。
白酒性烈不宜饮，醉酒伤身后悔晚：
升高血压动脉硬，股骨头死亦常见；
天长日久肝硬化，概因乙醇变乙醛；
酒精依赖遂成瘾，伤脑痴呆记忆断。
葡萄酒富营养质，肌醇B_6锌钾全，
增进食欲促代谢，强肉壮骨血管软，
白藜芦醇降血脂，抗菌消炎防癌变，
改善睡眠有功效，尤以干红最宜选。
黄酒性温纯天然，富有营养氨基酸，
开胃进食加饭量，舒筋活血心坦然，
每天饮用二三两，有益健康寿南山。

啤酒性寒能祛暑，各种营养也较全，
炎炎夏季适量饮，散热生津口福添，
多饮伤脾易腹泄，痛风病人不宜选。
饮酒切忌空腹用，酒后不喝茶咖啡。
服药忌酒看说明，以免产生副作用。

糖

糖甜适口人喜欢，喜吃甜食是习惯。
甜里藏刀人不信，下面咱就说说看：
糖生热量是能源，多吃发胖把疾添；
接着就生糖尿病，三多一少症状见；
血黏血稠血脂高，动脉硬化随后现；
最后累及心脑肾，心梗中风尿毒患。

茶

饮茶历史千余年，茶道文化世代传。
君子之交淡如水，一杯清茶友谊添。
茶叶苦寒主沉降，泻火除烦治多眠；
茶碱利尿降血脂，茶酚消炎辐射减；
脂多糖增免疫力，抗癌元素衰老缓；
蛋白矿物维生素，人体营养不能免。

盐

食盐生命不可少，电解质中最重要。
缺盐疲劳体乏力，多食血压易升高。
每天五克食盐量，再少还可更安全。
小儿从小吃淡食，终生受益生病少。

老人味觉不敏感，一味吃咸疾病找。
多食含钾类蔬果，补钾排钠是正道。
心脑患病高血压，控盐显得更重要。
调味宜用酸辣代，减少对盐依赖好。
碘盐之中加了碘，防治粗脖少不了。
咸淡虽然是习惯，别把这事忽略掉。

油

油脂黏滑炒菜香，一天需要大半两。
动物脂肪要少用，植物油类益健康。
血脂增高又肥胖，油水降到最低档。
胆囊发炎大便溏，忌油减病不能忘。

酱

面酱酱油调味香，炒菜上色亦担当。
葱蘸面酱是一绝，氨基酸在酱油藏。
面酱含有消化酶，炸酱面香常品尝。
酱肉酱肘是名吃，酱油要数生抽王。
酱类含盐食要控，多食亦能损健康。

醋

食醋调味又保鲜，凉拌醋溜功效显。
醋中含有维生素，蛋白醋酸琥珀酸。
水饺蘸它助消化，调合蒜泥能佐餐。
冠心肥胖高血压，感冒干咳也可选。
胃酸过多不宜吃，用醋洗发痒屑完。
铝制炊具擦增亮，感冒熏蒸消毒痊。

葱姜蒜

大葱大蒜和黄姜，厨房常备老三样，
调味佐餐少不了，防病治病功效强。
大葱辛温助阳气，感冒风寒急煎汤。
大蒜杀菌治痢疾，蒜油抗癌功自当。
生姜辛温暖脾胃，止呕定痛散瘀帮，
肺病气喘食不化，中风冠心血压降。
火旺之人不宜食，辛辣助火病情长。

肉蛋奶

肉分畜禽营养高，内含蛋白是首选。
蛋类营养更全面，蛋白脂肪钙锌全。
牛乳羊奶好消化，含钙最多壮骨干。
主食谷物挑大梁，副食蛋奶肉类全。
肥胖之人不宜用，营养过剩病情添。

鲜鱼美食

鲜鱼养生人皆知，含有优质蛋白质，
宰杀放置鱼体软，这时烹调方可以。
烧鱼防碎有一招，切鱼刀顺鱼刺齐，
抹上淀粉炸一下，炸时油温高热急。
烧时浸水漫过鱼，文火煨炖少翻是，
烧鱼加姜能除腥，过早放入效不行。
开锅后加方适宜，再加醋酒腥味低，
烧鱼之前先涂盐，浸滋片刻口味宜。
煎鱼有法防沾锅，净锅烧热姜擦拭，

然后加油再加热，将鱼放入煎及时。
蒸鱼水开再放鱼，鱼涂猪油肉嫩里。
冻鱼烹调放鲜奶，祛腥增鲜效果奇。
要想色香味俱佳，掌握火候烹饪食。

下　饭　馆

眼下时兴下饭馆，时代潮流风俗改，
路边小店卫生差，传染疾病身体坏。
肝炎中毒胃肠炎，痢疾霍乱细菌待，
既不干净又费钱，还是自炊划得来。

五谷与营养

麻黍稷麦豆，五谷种为先，
农耕文明起，人类大发展。
天下头等事，民以食为天，
淀粉蛋白质，五谷营养全。
碳水化合物，分解热量添，
使人增力气，愚公能移山。
植物蛋白质，富含氨基酸，
生命之必需，蛋白由此变。
天然植物油，不饱脂肪酸，
溶解维生素，降脂动脉软，
分解产高能，饱肚耐力添。
富含纤维素，排毒又通便。
五谷杂粮用，体健保平安。

果蔬与营养

水果与蔬菜，五谷之辅助，
虽然不为主，缺了也不舒。
果蔬含有糖，供能产热量。
苹果橘楂梨，维C里边装，
防治坏血病，抵抗力增长。
橘子和香蕉，含钾量非常，
低钾出汗多，服之力增强。
坚果含钙锌，健脑骨骼壮。
蛋白脂肪多，最佳之营养。
红枣含铁质，吃了气血旺。
豆芽蕴黄酮，功类雌激素。
妇女更年期，多吃体力强。
萝卜含芥油，开胃除胃胀。
芹菜降血压，黄瓜减肥上。
西红柿西瓜，果蔬中称王。
营养成分全，适宜多品尝。

绿色果蔬

绿色果蔬益健康，生产严格按配方。
有机肥料多使用，化肥农药限制防。
若是有了病虫害，生物防治人工帮，
生产成本高一些，价高安全也无妨。
农村自种有条件，自产自吃最妥当。
城市住楼有阳台，无土栽培也一样。
美化环境得美食，一举两得效益棒。

鸡　蛋

小小鸡蛋营养全，壮身健体不一般。
一枚重约五十克，热能八十千卡献，
光黄色素抗癌先，卵磷脂能保脑肝。
每天食蛋一二枚，延缓衰老动脉软，
蛋白脂肪钙磷铁，维素 A B 锌硒兼。
肥胖之人小心食，营养过剩有危险。

庄 户 饭

中华文明五千年，谷物果蔬助繁衍。
祖辈遗传基因适，不可轻易改西餐。
全面馒头大煎饼，富含纤维好通便。
大小米粥玉米糊，灌汤填缝胃舒坦。
豆汁油条搭配好，偶尔吃吃也解馋。
白菜萝卜南瓜豆，佐餐百吃也不厌。
大葱蘸酱助消化，稻米干饭亦常餐。
青菜巧做菜豆腐，减肥食品当首选。
猪羊牛肉鱼鸡鸭，逢年过节也吃点。
素食为主少用荤，肥胖不生体康健。

9　衣帽鞋保健篇

衣

衣服必须天天穿，遮体御寒又美观。
老幼宜用棉绸料，天然纤维防静电。
衣需肥大利行动，紧身衣服碍循环。

质轻透气夏天装，柔软保暖冬季选。
春夏秋冬更衣帽，遵循规律病去远。
春不捂来秋不捱，热减凉加随天变。
夏天好混冬天冷，寒头暖足棉鞋穿。

帽

帽子御寒又美观，一帽当顶华盖全。
礼帽文明有风度，时装配帽气质添。
冬季天寒需戴帽，大脑不冷身体暖。
骑车需配安全帽，施工劳保亦需办。

鞋

鞋子式样多又全，功能护脚还保暖。
选鞋大小要适宜，不大不小脚康健。
皮鞋明亮足生辉，布鞋养脚祖辈传。
高跟虽美易伤足，少女不宜早早穿。

10 睡眠养生篇

床

人一生，与床伴，
床铺适，睡舒坦。
中老年，睡硬板，
铺厚褥，底垫毡，
防潮湿，又保暖。
席梦思，弹簧垫，
伤腰椎，靠边掀。

电褥子，可应用，
早通电，睡时关，
整夜开，有危险，
蒸水分，血稠黏，
易中风，不是玩；
电磁场，扰心电。
副作用，心律乱，
猝死事，也能见。

枕头与养生

枕头选用保健枕，高约一拳最适当，
养生妙招枕中藏，保健药枕祛病伤。
清肝明目茶叶枕，菊花填充血压降。
绿豆性寒解热毒，小米平性儿枕养。
枕头宜硬不宜软，软枕颈部肌紧张。
枕高立拳为合适，过高颈椎病易长。
后头半圆枕宜低，颈部曲度枕高帮。
前高后低似阶梯，符合生理保健康。
要是省事图方便，保健枕头需买上。

科学睡眠

床位应该南北向，头北脚南顺地磁。
床体选用硬板好，软硬适中身舒适。
睡眠要在十点前，熬夜太晚伤身体。
睡前烫脚美梦多，一夜熟睡八小时。
室温常保二十度，通风透气湿度宜。
神经衰弱睡眠少，不要依赖安眠药。

睡前忌茶与水果，避免刺激兴奋少。
晚餐宜少腹胀消，胃和卧安良方妙。
精神内守脑放松，烦恼多虑九霄抛。

休　息

休息选在何时机？疲劳之前最适宜。
主动休息蓄精力，劳逸适度提效率。
疲劳战术是透支，积劳成疾过劳死。
动静交替方法当，科学安排功效奇。

11　生活卫生篇

农村卫生

农村有的脏乱差，陈规陋习根难拔。
垃圾随便倒村口，荒草丛生垛旮旯。
鸡鸭猪羊狗猫多，厕所露天蚊蝇爬。
空气污染柴煤灶，随地吐痰陋习怕。
推广沼气太阳能，改厕改灶前景大。
个人卫生要讲好，环境质量众人抓。
人人参与效果好，文明之花遍华夏。

理　发

理头发，事一件，头发长，理剪短。
人精神，又体面，理理发，除心烦。
调心理，功效显，你不信，试试看。
人老了，银发添，要接受，是自然。
现时兴，把发染，能致癌，伤脑巅。

洗　头

洗头梳头能健脑，护发防病是高招，
水温宜在四十度，三天一洗最为妙。
指腹搓头污垢去，莫用指甲皮伤着，
洗罢醋水泡泡头，止痒祛屑固发好。

洗　脸

冷水洗脸促循环，减皱美容功效添，
锻炼人体耐寒力，预防感冒和鼻炎。
神衰毛病也有利，健脑醒神精力全，
水温控制要适当，一般要在十度间。

护齿刷牙

一年三百六十天，一日三餐牙齿担，
有口好牙是天福，细嚼慢咽食物甜。
早晚二次刷牙好，水温三十五度选。
一天叩齿一百遍，固齿功能大无边。
洁齿护齿治牙病，义齿修复功能全。

剔　牙

牙齿磨损缝隙宽，食物塞入胀痛感，
剔牙祛塞好方法，最常用的是牙签。
假如残渣塞得牢，赶快改用牙线办，
取根棉线拉两端，切入牙缝拉锯般，
残渣带出解不适，护齿方法需知选。

修甲洗手

指甲长，勤修剪，讲卫生，好习惯。
指甲垢，细菌伴，有毒物，蛔虫卵。
不清除，起病端，饭前时，二便完，
要洗手，净污染，文明事，好好办。

洗　澡

洗澡卫生好措施，但看你是怎么洗，
夏天冲凉水宜温，冬天洗澡烫不得。
冷热太过激血管，心脑缺血易得着，
水温宜在卅五度，清爽舒适正合适。
夏天冲凉天天事，冬天洗澡一星期，
多用肥皂去皮脂，干搓祛灰最合适，
皮脂少了肤干痒，浴后牛奶涂了事。
洗澡也有禁忌证，饱餐饥饿血压低，
酒后发热劳动后，这些情况都不宜。

洗　脚

洗脚水温四十度，睡前温水泡泡脚，
指揉足底一百遍，末梢循环改善好，
引血下行平阴阳，消除疲劳显功效，
睡眠改善好梦做，一觉睡到鸡报晓。

12　运动锻炼篇

锻炼须知

老年锻炼先体检，因人制宜定方案。
锻炼需要天天做，不应一炼十日闲。
每天快走一小时，途中口渴水要添。
有氧运动效最佳，延缓衰老功效显。

运动量

运动处方细斟酌，科学合理求灵活，
身体状况不相同，年龄高低要区别。
无病体壮量宜大，体弱多病适量做，
自我感觉不疲劳，逐渐适应循序过。
锻炼程序要掌握，热身过度量斟酌，
减肥运动需大量，汗水不出效果弱。
体力劳动即锻炼，不必强求负担多，
脑力劳动或休养，日动二时较为妥。
动静结合求平衡，运动过量使不得，
心律青壮一百六，老弱一百二即可。

冷水浴

冷水洗浴好习惯，健身强体有奇功。
冷激皮肤血管缩，新陈代谢快速动，
胃肠功能更活跃，大脑兴奋调功能，
神衰头痛和失眠，感冒美容都有用。

冬 泳

冬泳锻炼好处多，心身坚强壮体魄，
夏秋逐渐适应过，冬泳条件有把握。
老少适宜冬泳忙，心肺功能锻炼着，
寒冷刺激免疫强，新陈代谢旺盛了。
以下人群莫冬泳，免强锻炼害处多：
皮肤性病精神病，贫血慢病体虚弱。
冬泳目的在健身，把握量度莫过火。

放 风 筝

春季温暖百花开，地气上升风吹来。
爷携孩孙到田野，放飞风筝乐开怀。
爷托风筝孙牵线，顺风鼓起上天赛。
龙头蜈蚣雄鹰展，燕子轻盈飞过来。
仰首小跑手拽绳，心欢体健笑不败。
放飞风筝养颈椎，欢愉调神功效在。

垂 钓

阳光灿烂心情好，收拾行装去垂钓。
信步田野小河边，山绿水清有花草，
呼吸空气负离子，诸多烦恼抛云霄。
选好地形放鱼杆，全神贯注观浮标，
人鱼共戏乐融融，晚上回府有酒肴。

行 走

人老腿脚不灵便，房前屋后遛遛弯，

老人宜少出远门，有人陪伴最关键。
行进途中勤休息，预防心慌气又短，
安步当车此最好，锻炼身体又省钱。

13　居住环境与气候篇

环境与健康

环境古时称风水，宇宙统一天地人，
主客相融一体化，天人合一道自循，
自然法则要适应，佳景无为无不为。
择地而居选环境，人杰地灵出才俊，
沿海平原富饶区，文明发达人多奔。
低洼荒涝沙漠地，灾病多发人烟遁。
高原缺氧海拔高，交通不便瘴气熏。
地质元素影响人，高低失调病来寻。
东北克山缺硒区，大骨节病运动累。
沿海水中含氟高，牙黄骨损运动困。
土壤缺碘粮含少，粗脖痴呆智力钝。
江南沼泽淹涝地，血吸虫病似瘟神。
久居一地突迁徙，水土不服病缠身。
噪声超标刺耳端，烦躁恼怒睡眠损。
向阳顺水风寒避，住宅选址地磁稳。
远离高低输电线，电磁场内伤人身。
房屋通风透阳光，冬暖夏凉平安运。

住

世有广厦千万间，我住一间真喜欢。

住房向阳最重要，通风透光助保健。
周边噪声不宜有，闹中取静心坦然。
前后空地宜通风，空气新鲜需常换。
装修之后空半年，排除毒气最关键。
邻里关系处理好，笑口常开益延年。

居室养花宜忌

居室养花有三宜，爱好养花要注意：
一宜吸毒能力强，专吸室内有毒气，
腊梅石榴美人蕉，吊兰菊花紫茉莉；
二宜分泌杀菌素，丁香双花白茉莉；
三宜互补功能强，夜间吸碳放氧气，
何物具有此功能，仙人掌类最适宜。
花粉花香人过敏，观叶植物首选是。
月季紫荆花过敏，咳嗽郁闷大憋气。
室内养花有禁忌，闻味使人伤身体，
郁金百合含羞草，使人脱发要注意，
夜来香花气味浓，头晕压高胸闷闭。
因人制宜选花草，趋利避害要切记。

家庭消毒法

家庭消毒讲卫生，尤其预防传染病：
一法食醋关门蒸，可防呼吸传染病；
二法空气消毒法，打开门窗勤通风；
三法酒精消毒法，擦洗餐具经常使；
四法日光消毒法，常晒被褥和衣服；
五法煮沸消毒法，餐具玩具可使用。

防室内污染

新房新车要当心，室内污染健康损。
甲醛和苯会超标，能致癌瘤伤眼睛。
室内进入先通风，空调尽量要少用。
窗子留缝换气勤，通风排毒别放松。
香水遮味自欺自，最好不用利屋空。
新房新车半年内，防污排毒大事情。

防厨房油烟危害

厨房天天都做饭，不知油烟害不浅。
油烟含有致癌物，天长日久易癌变。
炒菜熬油别冒烟，油炸食物少吃点。
炒菜先开油烟机，开窗通风效果显。
常吸油烟易衰老，尽量排除保安全。

气候与健康

春夏秋冬四季变，廿四节气大循环，
天人相应自然律，适应变化调宏观。
春三月来病发陈，慢性病者早防范，
万物生长木气旺，肝胆胃病治在先。
夏三月里暑加湿，湿邪困脾身重懒，
空气闷热气压低，抑郁烦躁自杀见。
秋三月里气候燥，肺气受伤发咳喘，
花粉过敏风团起，喷嚏鼻水流涟涟。
冬三月里寒气盛，冷锋袭来杀气添，
心肌梗死脑中风，血压升高肺心犯，

日照短来室内藏，精神疾病复发现。
气候变化受牵连，颈肩腰腿痛最惨，
四季变化均影响，贵在一年都想全。
死亡也有律可循，春节前后麦秋繁，
日落夜半五更交，垂危病人有危险。

风　寒

风和日丽利健康，风寒太过人遭殃。
风为百病之长也，挟寒挟湿温随上，
外感袭人邪气侵，体弱定会病一场。
寒性收引凝滞弊，其气萧杀伤气阳，
肌肉痉疼筋脉挛，恶寒发热肺不畅。
避寒保暖是良策，不然身体会受伤。

暑　湿

暑邪伤人在夏季，太阳暴晒伤津气，
口渴烦躁晕厥发，通风乘凉饮水济。
夏季多雨室内湿，湿邪黏滞侵入体，
身困体倦食不香，四肢疼痛久不去，
健脾燥湿有良方：藿香正气丸宜使。
多食扁豆食疗好，室内通风干燥宜。

燥

燥邪伤身亦耗气，秋高气爽燥易袭，
伤肺咳嗽口唇干，鼻干出血唇裂隙。
平时多饮凉开水，辛辣食物食不易，
室内洒水调湿度，改善环境想措施，

油膏润肤涂唇可，黄梨多食燥能医。

火

火为阳邪伤人体，炼液灼津耗血气，
火性炎上鼻口干，咽痛疮疖痤疮起。
平时多饮少火生，以水制火最相宜；
香蕉橘子食生火，西瓜黄瓜苦瓜吃；
双花菊花加甘草，泡水饮服消火使。

晒太阳

万物生，靠太阳。
人要健，也一样。
室内藏，害健康。
不见光，缺维D，
骨质松，钙不长，
易骨折，心发慌，
乏力气，汗出光。
抑郁症，也跟上。
靠吃药，不跟趟。
因此需，晒太阳。

14　休闲养生篇

旅游

旅游养生好方法，娱乐身心效力大。
开阔视野长知识，大好河山任汝暇。
北国风光千里雪，南方郁葱遍地花。

东海碧波千顷浪，西陲蓝天云彩霞。
四季出游选佳境，祖国处处是锦华。

读　书

阅读养生有功效，开卷有益读书来。
斟字酌句细细品，掩卷深思趣味在。
了解历史长学问，经验教训记心怀。
上下求索五千年，高瞻远瞩观世界。

书　法

书法健身有作用，习字好比练气功。
全神贯注凝笔端，手随心想笔舞动。
杂念全无精神清，自我欣赏乐其中。
笔走龙蛇艺长进，临碑习帖有古风。
外向正楷内向草，根据性格选帖行。

棋　牌

下下象棋打打牌，调节心情好自在。
下棋打牌为娱乐，赌钱谋利不应该。
斗智斗谋两军战，大将风范最正派。
不争输赢不吵闹，和和气气友谊来。

驾　车

生活提高有条件，思想观念大改变。
衣食无忧有余钱，学考驾照买车玩。
遵章驾驶礼貌行，饮酒开车太危险。
身体不适别开车，驾驶要领是安全。

花鸟情

斗室养花添生机，一年四季香飘溢。
春芽夏花秋长果，万花丛中有鸟鱼。
天然成趣小世界，逍遥自在愁不知。
养鸟不宜放室内，小心疾病传给你。

看电视

电视真是好东西，世界大事收眼底。
久坐观看颈腰痛，活动太少肥胖继。
视物不佳眼发涩，静电干扰生物钟。
距离定在三米远，一天别超二小时。

玩电脑

大千世界一网收，现代科技乐悠悠。
秀才不用出门第，天下大事眼底收。
写作发稿看新闻，体育音乐绘画有。
电子邮件伊妹儿，网络联结全地球。
上机操作劳逸配，过劳眼颈手病忧。
少儿上网无节制，染上网瘾家长愁。
电脑虽是好东西，科学使用知识有。
若是玩出大毛病，悔之晚矣一生休。

15 时尚与保健篇

时尚与健康

时尚兴起似波浪，今年明年不一样，
商家弄潮为逐利，诱导消费目的详，
花样翻新赶时髦，时尚未必利健康。
鞋子高跟伤脚踝，牛仔裤热精子伤。
丰乳充填物诱癌，染发头皮砷毒殃。
穿耳感染易化脓，美容毁容丑面上。
浓装艳抹伤皮肤，留长指甲细菌藏。
文身损皮都知道，骨感瘦身厌食傍。
所谓时尚一阵风，风过细看损健康，
代价付出会懊悔，当时痴迷上大当。
立足根本保健康，自然之美才久长。
盲目追求瞎折腾，面对时尚细思量。

现代文明与疾病

现代文明有大功，山高谷深伴阴影。
工作生活方式变，环境恶化催人病。
吃得多来运动少，贪图享受惹祸情。
电脑普及效率高，人患电脑综合征，
眼涩颈肩手腕痛，恋网上瘾生成病。
空调应用调冷热，室内密闭细菌生，
室内室外温差大，经常感冒或伤风。
出门坐车快省力，身体少动关节病。
趋利避害巧调节，与时俱进享文明。

手机与健康

手提电话迅普及，方便快捷好东西，
当心电磁波危害，加强保护方适宜，
有害无害有争议，宁信其有莫悔及。
电磁辐射罩头部，大脑受损会成疾；
心前衣兜装手机，干扰心电也在理；
挂在腰间难保险，睾丸卵巢受刺激，
天长日久损生育，结出恶果不稀奇。
最好放入手提兜，配套使用戴耳机。

献血与健康

义务献血有法依，社会互助救命需，
身体健康人献血，减少传染病发率，
救人利己是双赢，功德无量苍生济。
定期定量去献血，对己健康无损失。
献血如同割韭菜，部分减少能再生。

电吹风治病

家家都有电吹风，不知它有多功能。
热风散寒能治病，家庭保健常使用，
吹风治疗垫毛巾，保温持久效果灵。
感冒对着鼻孔吹，时间持续一刻钟。
头痛对准太阳穴，二穴各吹三分钟。
胃痛对准胃部吹，很快胃病便减轻。
腰痛肩痛跌打伤，痛处可吹十分钟。
脚癣鞋袜天天吹，干燥抑菌病减轻。

皮肤划破流鲜血，吹吹结痂止血灵。

中药美容美发

养生美容又美发，中药功效魔力大。
第一首推何首乌，养血祛风又固牙，
重在调节内分泌，卵磷脂含促育发。
养血生精枸杞子，内含维生素 ABC，
微量元素钙磷铁，固发黑发面容华。
行血补血数当归，改善循环止脱发。
滋肝益肾黑芝麻，滋润皮肤防白发，
面黄肌瘦气力差，甘油卵磷脂功大。
黄芪补气增抗力，氨基酸叶酸有了，
扩张血管养皮肤，美容养颜止脱发。
川芎祛风又活血，润肤止痒养头发，
上行巅顶显奇功，润滑光泽抗白发。
丹参活血又祛瘀，铜铁锌素含量大，
乌发润发嫩皮肤，止痒祛屑防脱发。

16　心理与健康篇

喜

喜上眉梢益情怀，良好情绪常常在。
畅心达志开胃口，眠香气顺体通泰。
喜不过头要有度，大欢狂喜害处来。
喜伤心来古人谈，心律紊乱或停摆。
老翁尚须切切记，喜尽悲来不应该。

怒

怒发冲冠是成语，古有先例不稀奇。
发怒源于心不顺，情绪应激难控制。
大怒小怒均伤肝，早早发泄防心疾。
日久降低免疫力，癌瘤滋生要注意。
血压升高脑出血，制怒二字终生记。

忧

忧愁郁闷烦生伤，犹如乱麻理不畅。
遭遇困难不如意，茶不思来饭不香。
不良情绪常困扰，百虫蠹木脾遭殃。
忧愁过多伤肝脾，气机不畅百病长。
咨询聊天求帮助，问题解决忧自忘。

思

思想本是平常事，心理活动之形式。
人猿辑别分水岭，改造世界原动力。
思想也要有劳逸，百思不解要伤脾。
影响消化纳食少，天长日久乏气力。
遇事多与人商量，思虑适度方合宜。

悲

悲哀皆由伤心起，人生在世难避之。
芸芸众生大千世，旦夕祸福不同已。
祸事袭来正确待，悲生伤肺又耗气。
长期悲伤害处大，降低人体抵抗力。

悲哀过度听人劝，时间长了悲消失。

恐

六神无主恐惧生，防御退缩保性命，
人类进化本能现，遇有危险逃亡令。
恐来伤肾二便下，面色苍白神经绷，
心跳加速出冷汗，赶快调整心放松。
惊吓过度需服药，镇静安神药宜用。

惊

突发事件易致惊，心无准备神发愣。
大脑反应跟不上，猝不及防思路凝。
受惊生恐也伤肾，惊魂不定慌张生。
一身冷汗好危险，牛黄镇惊丸搞定。

性格与素养

性格特征人各异，山能改来性难移。
性有急慢善恶平，脾气暴烈与和气。
脾性不同行为变，千差万别不为奇。
性格平和益健康，太过不及总不宜。
加强修养塑良材，扬长避短心平静。

社交与心理健康

人生活在社会中，社会交往必发生，
广交朋友益处多，一个朋友一路径。
如果心理不健康，容易患上社交病，
怯懦自闭不自信，性格内向胆怯命。

自命清高妄傲大，独往独来少人情，
挑剔别人之缺点，十全十美人难寻。
逆反心理好抬杠，不欢而散硬碰硬。
猜疑别人不信任，捕风捉影不可行。
冷漠待人不关心，感情疏远人缘冷。
贪财图利爱沾光，过河拆桥断人情。
逢场作戏秦楚变，吹牛水过地皮湿。
严于律己宽待人，取长避短聚友灵。

拥抱与心理健康

拥抱看似很平常，原始行动不可忘，
稳定情绪松神经，增强信心添力量。
考试之前相拥抱，功能镇静除紧张。
大赛之前相拥抱，面对强敌能从容。
大喜大悲时拥抱，释放冲动稳感情。
拥抱虽是西方礼，洋为中用亦可行。

五音与心理健康

宫商角徵羽，五音天然生，
天籁入耳中，美妙真动听，
调神陶情操，催眠益神经。
五音声不谐，入耳不适应，
噪声强而烈，尖厉或乱嗡，
听了让人烦，避之图清静。

颜色与心理健康

红黄青蓝紫，五色绘彩虹。

美色是光线，映画入眼睛。
斑斓大世界，情趣天然生。
红色主吉祥，热烈兴奋功。
黄色最高贵，温馨振雄风。
青色是主调，平和希望明。
蓝色主明净，愉快油然升。
紫色属瑞气，祥和心欲动。
白黑功镇静，悲情藏胸中。
七色各有主，功能调心情。
恰当利用好，功到自然成。

忘我升华与养生

七情六欲贯人生，豁达宽容入佳境，
超然物外做神仙，功名利禄红尘清。
行善积德利他人，忘却不平逍遥行，
生死本是自然事，养生奥旨莫贪生。
秦皇汉武变黄土，死生归他忘我情，
三灾六难平常心，东方不明西方明，
安得高枕入眠梦，我命我享九宵行。

心理按摩法

心理疾病渐增多，自我按摩求解脱。
读书阅诗气自华，听歌尝舞常娱乐。
说笑一番千愁解，赏花闻香神怡多。
谈心需要找知己，倾诉烦恼都抛过。
与人相处求和气，社交范围需扩大。
琴棋书画在自娱，静心饮茶逍遥活。

17　体质调养篇

正常体质

正常体质精力旺，走路轻松呼吸畅，
食欲旺盛嗅觉灵，睡眠正常心开朗，
二便正常脾气和，性功能好体健壮，
体形匀称姿势正，面口指甲红润相，
两目有神鼻明润，头发浓密放黑光，
思维敏捷动作灵，舌色淡红苔薄样，
脉搏和缓匀有力，化验指标都正常，
仔细审察细对照，否则就是不健康。

体质与进补

人体本质各相异，辨清体质心中明，
调养改善抗病力，不同体质方不同。
盲目进补害处大，以偏纠偏高楼倾，
体质调养治未病，膏方进补找郎中。

气虚体质调养

气虚体质神疲倦，头晕乏力呼吸短，
心慌气急腹饱胀，语声低怯动出汗，
食后便意睡意来，大便稀薄肛坠感，
性欲减退易感冒，面色口唇颜色淡，
舌体胖大有齿印，血压偏低脉搏软，
免疫代谢内分泌，检查低于正常见，
形体瘦弱或肥胖，儿童老年女多患。

气虚易致血虚病，免疫低下易癌变。
血流缓慢心脑梗，慢性腹泄营养减。
季节交替旧病发，代谢减退衰不远。
饮食调养当为先，蛋奶肉鱼豆浆选，
山药桂圆胡萝卜，红枣鸡汤米粥甜。
药补人参是首选，大补元气五克煎。
黄芪补气宜久服，代茶泡服亦方便。
高原宜服红景天，补气强壮缺氧选。
药食两兼蜂王浆，提高免疫疲劳缓。
成药补中益气丸，十全大补汤服验。
忌食蟹芹笋柿梨，苦瓜黄瓜油腻饭。
避免过劳足睡眠，适量活动气虚变。

血虚体质调养

血虚体质营养差，抗力降低疾病发。
头晕目眩心慌乱，失眠多梦手足麻，
皮肤燥痒面萎黄，指甲淡白匙状甲，
懒言胆怯大便秘，唇舌淡白脉细加，
女子月经量少迟，血红蛋白减少了，
痔疮胃肠宫出血，女子老年人见着。
气血互损或血瘀，心脑受损事情大。
血虚病因多方面：营养不良造血差；
慢性失血操劳过；女性差异铁缺乏。
铁铜叶酸维素 B_{12}，造血原料全最佳。
瘦肉红枣桑椹子，花生菠菜桃鱼虾，
绿色红色苹果吃，动物肝脏血品加，
当归熟地黄芪帮，阿胶首乌补血发。
辣椒胡椒肉桂芥，食物忌用辛热辣。

生活宜忌需注意，戒烟少酒不饮茶。
休息为主适量动，心气平和病原查。

阴虚体质调养

阴虚体质机能亢，阴阳失衡耗营养，
津液不足内燥生，头晕目眩眼干痒，
形体消瘦皮发干，面色晦暗常健忘，
咽喉干痛伴干咳，视力减退腰腿软，
耳鸣尿少大便秘，舌红少苔口溃疡，
手足心热两颧红，性情急躁难入眠，
心慌盗汗脉细数，性欲亢进遗精繁，
甲腺肾腺机能亢，免疫功能退又减。
妇女雌素水平低，骨松血稠高血黏，
月经量少或反多，阴道干涩性交难。
男女更年期多发，中年过劳或老年，
结核癌症肝硬化，甲亢糖尿慢病见。
饮食调养乌骨鸡，海参海蜇贝类莲，
老鸭牛奶黑芝麻，木耳牡蛎甲鱼添，
绿茶绿豆枸杞子，香菇百合藕芹梨，
丝瓜西瓜黄瓜橙，萝卜葡萄柠檬蕉。
养阴清热生津药，鳖甲龟板地黄选，
天冬麦冬女贞子，玉竹沙参萸肉参，
知母黄柏桑椹子，石斛生津润口干。
阴虚便秘用玄参，成药六味地黄丸。
情绪稳定减压力，多睡少动性交减。
戒忌烟酒羊狗肉，韭椒姜蒜桂皮圆。
咖啡茶叶夜不饮，耗阴兴奋少睡眠。

阳虚体质调养

阳虚体质虚又寒，气候转凉特敏感，
腰背好似冷水浇，热茶热汤喝后缓，
大便稀溏受凉泄，心慌乏力气促短，
劳累浮肿下肢胀，意志消沉孤独感，
手足不温腰腹凉，面色淡白舌胖淡，
脉搏沉弱无力气，血压偏低性素减，
免疫减退分泌乱，慢性失血久泄参。
阳虚卫外功能弱，风寒湿邪致病患，
关节肌肉疼痛生，风湿类病也常见。
遇冷血管便收缩，心脑供血不足现。
阳痿早泄情绪低，夜间多尿性欲减。
妇女月经量减少，影响孕育也难免。
阳虚之人性冷淡，不孕不育也常伴。
饮食调养补阳气，鹿羊狗牛肉奶鲜，
鹅虾鳗鱼大公鸡，鹿牛驴鞭效更显，
椒韭蒜姜桂圆枣，栗子山药胡桃芡，
黑米红糖薯胡椒，扁豆红枣桂皮添，
黄酒葡酒通血脉，温经通脉宜酌选。
寒凉伤阳不宜用，生冷瓜果饮料免。
忌食柿梨藕鳖蟹，苦黄西瓜柚子连，
荸荠百合猕猴桃，香蕉食用阳气减。
肾主阳来脾主气，气能化阳补脾先，
脾壮肾阳自然长，人参黄芪白术选。
补阳鹿茸冬虫草，海马杜仲巴戟天，
成药选用右归丸，阴中求阳效彰显。
阳虚之人需保暖，多晒太阳勤锻炼。

精虚体质调养

肾精分为先后天，繁衍后代生命源。
小儿精虚发育迟，矮小体弱智不全；
孕妇精虚多早产，夫妇高龄育不健；
成人体脑消耗过，紧张压抑少睡眠；
饥饱无常营养差，性交过度精耗残；
待到老年精自衰，精虚体质普遍见。
成人精虚睡眠少，疲劳神散反应慢，
近事遗忘晕耳鸣，耳聋腰背痛又酸，
肢软发枯足跟痛，皮松发白齿松见，
男子精少阳渐痿，女子月经减少干，
性格孤僻抑郁悲，信心下降哀声叹，
舌苔减少伴裂纹，脉弱无力可供参，
性腺萎缩性素降，免疫下降心肺减，
骨密度减骨增生，大脑循环流量变。
精虚体虚需调养，胡桃芝麻木耳选，
乌鸡豆奶蛋骨髓，龟鳖牡蛎鱼贝伴，
猪牛羊蛇兔肉虾，王浆蘑菇蔬果添，
妇儿首选紫河车，血肉有情功效显，
黄精人参刺五加，黄芪灵芝地黄伴，
鹿茸蚕蛹仙灵脾，女贞银杏五味连。
晚服六味地黄丸，晨食金匮肾气丸。
保证休息多睡眠，调食节欲运动选。
综合调理治精虚，强体延衰功卓建。

痰湿体质调养

痰湿可分广狭义，有形无形类皆是，
有害废物聚体内，生理功能遭袭击。
病因可分先后天，欲知因由看仔细：
先天因素秉父母，后天肥甘煎炸食。
食量较大果蔬少，晚餐丰盛营养溢；
缺少运动消耗少，平衡失调内分泌。
痰湿体质头脑昏，肢体沉重关节畸，
形体肥胖肌肤麻，咳嗽痰多肿面肢，
恶心呕吐口中黏，大便不爽性黏滞，
小便混浊白带多，舌体胖大苔厚腻，
脉濡滑弦都可能，血脂血糖血黏是，
内分泌乱易不孕，心肺功能常不济，
易发中风冠心病，脂肝胆炎胆石痔。
乳腺增生甲腺肿，恶性肿瘤发生易。
男性阳痿性欲减，女性经少不孕育。
少食脂糖低热量，粗纤维食主导宜：
山楂黄瓜黑木耳，茶叶兔肉海带梨，
竹笋萝卜芹韭芋，紫菜扁豆加薏苡。
暴饮暴食是大忌，控食少盐啤酒忌。
肥肉蛋鱼猪羊脑，花生甜食均不宜。
药物调节可选用，苍白二术茯苓施，
昆布海藻制半夏，贝母牡蛎化痰易。
玉米须茶常饮用，芦荟通便减肥利，
加强运动耗痰湿，居住向阳忌冷湿。

气滞血瘀体质调养

气行遇阻称气滞，血行不畅血瘀是。
忧郁寒冷少运动，过食肥甘咸物致。
阳气虚弱动力减，久病生瘀见痼疾。
气滞血瘀不畅通，非胀即痛器不利。
偏于气滞喜叹息，胸闷胁痛腹胀闭，
忧郁寡欢心胸窄，情绪波动腹泄是，
女性乳房胀增生，舌紫脉弦病标识。
偏于血瘀唇甲紫，皮肤紫斑肤皮糙，
刺痛绞痛固不移，触及肿块面青紫，
眼圈发黑黄褐斑，女性痛经血块致，
闭经舌紫有瘀斑，脉涩或弦见症齐。
实验检查作参考，血管扭曲瘀阻立，
局部缺血或出血，血稠静脉压高是。
饮食调养利于病，萝卜橘蒜姜茴使，
山楂韭葱银杏吃，黄酒红葡萄酒宜，
桃仁油菜黑大豆，木耳降脂血管洗。
低盐饮食很重要，忌食薯芋蚕蛹栗，
肥肉奶油巧克力，蟹黄蛋黄并鱼子，
油炸甜食冷饮免，影响气血吃不得。
药疗行气活血类，以通为补行药力，
香附柴胡郁金归，红花川芎薤桃枳，
三七银杏叶效高，辨证施治去找医。
生活调养心情畅，忧思惊恐郁怒忌。
坚持运动气血畅，多喝开水血液稀。
保暖防寒常按摩，气通血畅体舒适。

酶与体质

人类体质差异传，酶类有别是关键，
见酒就醉大红脸，乙醇脱氢酶不全。
缺少一个同工酶，分解受阻毒性显。
喝了牛奶胀肚子，恶心肠鸣腹泄伴，
乳糖酶少活性差，难将乳糖吸收完。
酸奶添加有益菌，分解乳糖吸收见。
有人易得肺气肿，缺 α1 抗胰蛋白酶。
酶类若缺先天因，后天调养补先天。

衰老与自由基

人衰老，有秘密，隐藏在，细胞里。
线粒体，代谢时，会释放，自由基。
单电子，氧分子，就称作，自由基。
其特性，善游走，夺电子，乱攻击。
穿胞膜，破基密，细胞死，是结局。
外源性，自由基，其产生，因有四：
紫外线，空气污，杀虫剂，车尾气。
内因有：体缺水，饮食物，纤维低。
维生素，缺的是：胡萝素， BEC 。
少运动，性子急，烟酒毒，都不利。
致病性，有多种，癌症生，冠心病。
早衰老，脑中风，关节炎，痴呆症。
免疫乱，风湿病，白内障，肺气肿。
贫溶血，糖尿病，对症防，不放松。
食疗物，花生衣，葡萄籽，更有利。

18　防过敏篇

防花粉过敏

夏秋之季花盛开，过敏体质灾害来。
鼻痒喷嚏咳喘发，过敏鼻炎哮喘害。
持续时间达数月，反反复复不奇怪。
仔细寻找过敏原，避之脱离最应该。
异地迁徙讲条件，若能做到幸福来。
室内养花要注意，过敏品种不要摆。
中药调理过敏质，治本防病不受害。

防螨虫过敏

过敏皮炎现泛滥，皮肤作痒皮疹现。
缠绵难愈惹人烦，更是复发根难断。
病因多达上百种，鱼虾蛋奶花粉螨；
皮毛粉尘染色剂，洗涤化妆用品见。
螨虫过敏三之一，居室环境最危险，
床垫枕头和地毯，鸡鸽猫狗老鼠染，
螨虫最爱吃皮屑，床铺被褥生殖繁，
人触螨虫及产物，喷嚏连连痒疹全，
夜晚上床病发生，反复出现找根源。
粉刷墙壁除杂物，通风干燥空气鲜，
床单被褥衣洗晒，洗澡更衣被褥换，
毛皮制品不接触，远离不触过敏原。

防气味过敏

气味过敏不奇怪，闻着异味喷嚏来，
重者哮喘呼吸难，荨麻疹起痒甚害。
化妆品类香气浓，空气清新剂有害。
居室装修有异味，花香气味不例外。
何味过敏早回避，仔细体验记心怀。

防饮食过敏

食物过敏亦常见，蛋白物质过敏原。
鸡蛋全蝎和蝗虫，牛奶鱼虾酒类全，
味精色素蟹山药，饮料添加剂可见。
过敏物质从口入，特异体质应离远。

防药物过敏

药物过敏最常见，凡药都具过敏险。
过敏分为急慢性，初次用药细心观。
急性过敏最凶险，过敏休克早防范。
慢性过敏起药疹，一般较轻病缠绵。
规定皮试不可免，此类药物过敏繁。
首次用药未过敏，未必今后到永远。
抗原抗体因果连，变态反应理供参。
发现某药过了敏，记住药名永避免。
医院看病先说明，防止误用出危险。

防穿衣过敏

衣服人人都得穿，穿衣过敏也可见：

化学纤维原因多，接触作痒不宜穿；
新衣化工添加剂，引起过敏也不鲜。
内衣选穿全棉制，新衣买来洗晒穿。
知道穿啥会过敏，此后永远不沾边。

防冷空气过敏

寒冷空气刺激人，人不适应可过敏，
喷嚏鼻塞流清涕，咳喘痰多喉头紧，
主要伤及呼吸道，调节适应早记心。
冷水洗浴耐寒练，室内室外温差匀。
夏天二十八度内，冬季二十左右稳。
忽冷忽热过敏因，温差小了不过敏。
冬季出门戴口罩，防寒刺鼻一招准。

19　预防疾病篇

防艾滋病

艾滋病毒易传染，传播途径主有三：
一是性交互相传，异性乱交同性恋；
二是经血液互传，吸毒注射针头染，
输血以及血制品，器械针头带毒见，
剃须刀具和牙刷，单采血浆违法干；
三是带毒误怀孕，分娩哺乳母儿传。
高危人群常检测，卖淫嫖娼同性恋。
吸毒夫妇一方患，另方感染有危险。
普通人群严防范，远离毒品别性乱。
公共用具细思量，洁身自爱性命全。

防　癌

癌症难治贵预防，生存环境饮食上。
悲怒忧思气不顺，心情不畅癌瘤长。
室内装修要环保，甲醛苯酚射线防，
通风六月再入住，平时经常开窗晾。
霉烂粮食不要吃，黄曲霉菌毒素强。
纤维素少伤结肠，大便不利肠癌藏。
烧烤熏制炸糊肉，陈油油烟咸虾酱。
多环芳烃苯丙芘，强致癌物要少尝。
沟塘污水水不开，过夜开水酸菜帮。
蒸馏锅水剩饭菜，亚硝酸盐致癌长。
无根豆芽抑根剂，诱发癌变遭祸殃。
防癌食物品种多，首推红薯功效广。
控制体重不超标，谷物果蔬吃经常。

防大肠癌

大肠癌，难发现，无症状，是特点。
若便血，已中晚，致病因，有几端：
高热量，纤维少；不运动，便秘难，
致癌物，留肠间；切胆囊，胆道变，
胆汁流，入肠间，损肠膜，易癌变；
肠息肉，也变癌，早摘除，防未然。
家族中，有人患，要注意，可遗传。

防青光眼

青光眼，害不浅，损视力，失明险。

细分来，两类见：原发性，继发伴。
原发性，病因见：眼球小，眼轴短；
或远视，前房浅；情绪乱，怒忧缠。
继发性，病因见：炎症生；外伤眼，
眼出血；肿瘤伴；中老年，发病顽。
症状有，多方面：眼球胀，视力减；
偏头痛，恶心连，体温高，脉速见；
结膜红，视模糊，眼压高，心里烦，
看灯光，有彩环，有苗头，上医院。
平时里，常保健，忌郁怒，读间断，
调光线，别太暗，每一年，检查眼。

防电光性眼炎

电焊操作有危险，护镜挡住紫外线，
防护不当光伤眼，结膜充血痛泪连。
人乳点眼是偏方，墨镜戴上好处添。
多饮开水别饮酒，辛辣食品不能餐。
滋阴明目清火热，中药治疗效明显，
生地石斛天麦冬，芩连栀丹桑叶甘，
菊花蒺藜夏枯草，水煎内服三四天。

防　牙　痛

牙痛不是病，疼起要人命。
牙齿若有洞，残渣塞洞中。
剔除干净后，花椒洞中用。
指甲掐合谷，疼痛也减轻。
牙齿过敏痛，口嚼茶叶行。

家备止痛药，也可急止痛。
根除找牙医，据情治疗中。

防　龋　齿

龋齿多发儿少年，细菌甜食长时间。
宿主缺锌众因素，相互作用牙齿残。
早晚两次刷牙好，除菌洁齿效力添。
饭后漱口除残渣，不吃甜食细菌减。
补钙固齿很重要，补锌助钙牙釉坚。
锌促溶菌酶性强，杀菌保齿是关键。

防 鼻 出 血

碰伤挖鼻孔，黏膜太干燥。
血液病缠身，或者血压高。
引起破鼻子，鼻血流出了。
用手捏鼻翼，压迫止血要。
保持十分钟，冷敷亦可保。
找准出血点，充填纱布疗。
塞紧压迫好，血即可止掉。
保持三四天，不要拉出早。
指掐上星穴，止血有疗效。
鼻尖往上冲，发际上边找。
掐压三分钟，出血止不流。
治病求治本，原发病治好。

防鱼刺卡喉

鱼刺卡喉经常见，预防为主做在先，

吃鱼之前先去刺，这种吃法最安全。
不慎鱼刺卡在喉，千万不要强下咽，
刺入食道遭感染，后果严重很危险，
速去医院五官科，要找医生仔细看。
若是小刺取不出，威灵仙水慢慢咽。

防脑中风

大脑中风可分三，出血梗塞和痉挛。
细说病因有几种：高压高脂血稠黏；
暴饮暴食大喜怒；肥胖饮酒和吸烟。
中风发作有先兆，头痛头晕视不见，
哈欠不断鼻出血，吐字不清跌跤伴，
性格反常半身麻，嗜睡赶快上医院。

防哮喘

哮喘病，属顽症，痛苦大，甚危命。
诱发因：过敏生；吸烟雾；花粉动；
尘埃螨；异味浓；过敏药，误服用；
空气污，变天犯；运动剧；情绪动。
哮喘病，防为重，适锻炼，调心情。
戴口罩，避冷风，防尘埃，空气净。
方方面，都注意，抗复发，定有功。

防乳腺病

乳房高耸像座山，产出乳汁似喷泉，
哺育后代功万世，人类降生第一餐。
产前清洗乳头垢，牵引乳头助儿吮。

产后乳头易皲裂，哺后涂油保护全。
排乳通畅防挤压，当心长上乳腺炎。
育龄妇女乳癖长，经前乳房胀痛烦，
用手扪摸有结节，心情舒畅病可减。
乳房硬结不痛痒，扪之坚硬如石岩，
快去医院做检查，鉴别乳癌是否患。

防节日胰腺炎

逢年过节来团圆，美味佳肴大会餐，
暴饮暴食会衰命，谨防节日胰腺炎。
发病原因有诸般，胰管胆道梗阻变；
饮食刺激胰液增，胰液反流胰腺间，
胰腺细胞自消化，从而引起胰腺炎。
重症出血或坏死，病情凶险死亡连。
饮酒宜少莫贪杯，荤素搭配食宜全。
胆囊结石早治疗，防止并发胰腺炎。

防肠粘连

腹部术后闯一关，最易并发肠粘连。
创伤麻醉副作用，肠道麻痹蠕动断，
术后尽快下床动，自己不行别人搀，
咬紧牙关忍忍痛，避免粘连留后患。
排气进食饮清流，少量多次最保险；
二三天后改全流，米粥牛奶选肉松；
再过二天吃半流，面条面片逐渐添。
术后十二天转正，正常饮食可复元。
腹部术后镇痛泵，有利有弊需慎选。

镇痛是利眼前功，肠动减慢鸣音晚。
害处明摆道理明，最终加重肠粘连。

防前列腺增生

前列腺，男性见，膀胱下，总开关。
似栗子，样一般，年五十，肥大显。
其原因，不甚明，症状是，下几种：
会阴胀，不适感；尿滴沥，不果断；
尿分叉，射不远；乏力气，又心烦；
思想上，有负担。要预防，莫受寒；
少辛辣；憋尿险；避久坐；饮茶先。
药物治，效明显，顽固者，手术选。

防尿毒症

肾脏衰，尿毒症，早防治，原发病：
肾脏炎，各类型；泌尿系，结石生；
前列腺，肥大症；泌尿器，肿瘤生；
感染性，全身病；肾积水，损肾功；
高血压，心脏衰；失血多，脱水重；
各种因，致休克，尿量少，损肾功；
药物有，肾毒性；过敏性，药反应，
副作用，损肾功，常见有，下品种：
抗生素，抗瘤药，镇痛药，关木通；
麻醉品，造影剂，磺胺类，马兜铃。
若发现，贫血貌，体乏力，尿量少，
身水肿，恶心生，重则呕，头昏重，
要怀疑，尿毒症，早治疗，好转能。

防　性　病

性病死灰又复燃，道德丢失钱催命，
行为不端出轨道，纸醉金迷烂泥坑。
心存侥幸逍遥乐，不知不觉染上病，
销金图钱两情愿，艾滋长上一场空。
一失足成千古恨，自毁自身悔终生，
洁身自爱唯一方，重德守规健康行。

防　褥　疮

年老体病久卧床，局部受压缺血氧，
营养不良便溃烂，经久不愈是褥疮。
骶尾肩胛脚踝处，骨高肉少受压强，
褥疮易发该部位，细心护理早预防。
酒精按摩勤翻身，谷壳床垫透气良，
发现局部皮发红，褥疮信号早预防。
悬空起来降压力，红外线灯疗治忙，
防止破皮是关键，一旦破皮就成疮。

防鸡眼病

脚生鸡眼病疼痛，每行一步心难松，
多因砂粒鞋内藏，硌脚便把病根种。
或因鞋瘦不柔软，挤压磨擦日久生。
得了鸡眼要早治，防病祛因是正宗。

防皮肤瘙痒

冬春季节多干燥，皮肤痒痒易发生，

白天痒轻夜晚重，预防为主防病情。
内衣内裤棉织好，清洁宽松电不生。
清洁饮食蔬菜吃，烟酒辣茶不宜用。
大便通畅排毒素，过敏物质除干净。
室内温度湿度宜，多洒清水保湿行。
洗澡过勤水温高，过用皂液皮脂净，
容易引起皮痒症，少洗手搓除灰灵。
浴后体表涂甘油，防止肤痒有效功。

防手脱皮

麦季到来手脱皮，皮肤鲜嫩很娇气。
中医称为鹅掌风，多因汗出凉水洗。
此病长上易复发，预防洗手温水宜。
下面推荐一偏方，鹅抓煮熟搓手使。

防手裂口

冬季手裂钻心痛，家庭主妇多发生。
多因接触洗涤剂，皮干粗糙裂口病。
洗涤尽量戴手套，洗手之后涂脂行。
裂口处涂尿素膏，深者胶布贴护灵。

防足跟裂

老年人，皮肤脆，出汗少，跟裂会。
走一步，痛裂嘴，病不大，活受罪。
勤烫脚，去死皮，趁着湿，涂猪油。
棉线袜，穿上后，塑膜套，袜外头。
保湿气，愈裂口，十天后，走自由。

防 冻 疮

冬季寒冷防冻疮，胖人小儿保暖忙。
耳腮手足末梢处，循环不畅易冻伤。
初冬预防是关键，寒流乍来猝难防，
此时最易受冻害，早备措施不遭殃，
局部保暖勤查看，生姜涂擦按摩帮，
改善血运是关键，糊盐温水洗消胀。
最忌火烤热水泡，冻处破皮成溃疡。
只肿未破有验方，辣椒泡酒涂冻疮。
皮肤破溃易感染，要请医生来帮忙。
冻疮复发连年长，耐寒锻炼措施上。
坚持常年冷水洗，抗力提高免冻伤。

防 烧 烫 伤

烧烫伤情很常见，男女老少均易摊。
行为不慎太粗心，违规操作招祸端。
炉火开水和电器，化学药物酸火碱。
生活工作要小心，儿童更要细心管。
暖水瓶要高处放，热水袋宜放布间。
若是烧烫伤发生，凉水降温急急办。

防食物中毒

食物中毒经常见，预防措施效果显。
采购食物要精选，劣质不鲜莫贪贱。
生熟砧板要分用，餐具消毒是正办。
春天土豆发了芽，含有毒素龙葵碱，

若吃去皮煮熟透，最好远远抛一边。
扁豆芸豆这一类，胰蛋白酶抑制顽，
血球凝集和皂素，煮熟解毒食安全。
河豚糟鱼不能食，夏天臭肉唇不沾。
劣质酒中含甲醇，喝了上头害瞎眼。
毒菇漂亮颜色鲜，黄花菜生亦危险。
水果烂了不能吃，腌菜不透亚硝盐。
大棚蔬菜多农药，反复清洗保安全。
冰箱不是安全箱，食物久存质也变。
包装食品查效期，过期变质丢一边。
进食一天呕吐泻，头晕发热身痛见，
要是多人同发病，可能中毒去医院。

防农药中毒

农村农药鼠药用，中毒事件常发生。
科学使用避凶祸，农药用时看说明。
全身皮肤莫沾药，喷施药物在上风，
口罩戴上衣裤穿，干完活后洗澡净。
鼠药使用要慎重，违禁鼠药不要用。
人畜误食中毒多，头晚放置次晨清。

防煤气中毒

冬季取暖多烧煤，煤气中毒常发威。
一因夜间压煤炉，煤燃不全毒气堆；
二因烟囱不通畅，有毒气体溢室内；
三因居室太密闭，空气不通毒不退。
一氧化碳吸肺内，人体缺氧昏昏睡，

时间长了脑缺氧，救治不及命垂危。
发现险情速抢救，高压氧仓效力威。
煤炉晚上要熄火，预防为主避降危。

防水中毒

运动出汗口干渴，丢失盐分易脱水，
此时血钠含量少，过度饮水中毒累：
大脑肿胀颅压高，恶心呕吐命垂危；
重则痉挛又昏迷，甚至死亡危险最。
运动之前吃咸食，生理盐水需要备，
水电解质要平衡，防水中毒有准备。

防传染病

春回大地阳光暖，万物复苏生命现，
细菌病毒繁殖快，温病流行易传染。
打扫庭除通风好，公共场所少游览。
春季传染病流行，麻疹流感腮腺炎。
夏季湿热气温高，蚊蝇速生飞满天，
食物腐败水变质，冰镇冷饮脾胃寒，
腐败食物培养基，细菌病毒量多产，
夏季传染病流行，脊灰伤寒痢肠炎。
秋燥要分三阶段，初仲晚秋过渡渐：
初秋气温仍炎热，染病同夏一般见；
仲晚二秋气候凉，哮喘咳嗽气管炎。
小儿易患秋季泄，白喉出血甲乙肝。
冬季来了天气寒，秋收冬藏是自然。
房屋密封保温度，点火取暖人康健，

密闭太严不透气，煤气中毒太危险。
流脑肺炎百日咳，冬春易发最普遍。
春夏养阳冬养阴，增强体质保平安。

防蚊蝇鼠害

夏季蚊蝇多生长，叮人咬人要提防。
傍晚时分蚊交配，雌蚊吸血最疯狂，
轻则皮肤起疱痒，重则疟疾传染上，
驱蚊蚊香或烟熏，夜来香花和蚊帐，
村院不要存死水，蚊虫滋生帮大忙。
跳蚤咬人传染病，家中老鼠全灭光，
鼠传鼠疫出血热，通过跳蚤传人上，
打扫卫生除尘土，定叫跳蚤无处藏。
苍蝇繁殖速度快，痢疾肠炎传染强，
家中清除腐败物，门窗纱窗拒蝇苍，
食物驱蝇香油涂，腊月猪油蝇不上。

防疰夏

夏季炎热出汗多，盐分丢失消化弱。
厌食油腻喜清淡，营养减少体重缩。
汗多适量多吃咸，豆汁豆腐鱼类添。
牛奶青菜大米饭，稀粥绿豆除心烦。
减少运动少耗能，心静胜过吹风扇。

防宠物病

家养宠物现时兴，狗猫都传狂犬病，
动物咬伤常发生，医院处理疫苗用，

得上此病难治活，千万警惕别放松。
室内养鸟也需防，鹦鹉热及过敏生。

防生物杀手

工业文明副作用，有害物质伴随生，
环境激素损生殖，殃及人类娃不生。
男性精子退化快，男性雌化失平衡，
精子数量已减半，并且退减还不停。
免疫智力双降低，负面影响不觉中。
有毒物质千百种，危害首推二恶英，
垃圾焚烧是祸源，致癌致毒灭精子。
洗涤化妆稀释剂，避孕药物农药并。
发泡添加防腐剂，泡沫塑料尾气浓。
生产生活方方面，寻找替代避祸明。

防X射线照射损害

X射线真神奇，透视人体有魔力，
正确应用造福人，滥用过多有害处。
百姓不知利与弊，张口就要“照镜子”，
X射线过量照，杀伤细胞坏组织。
孕妇不宜受照射，胎儿生癌智力低。
儿童成人过多照，白血病生也容易。
透视吃线量增多，C T辐射最最重。
拍片吃线量最少，诊断疾病首选宜。
阴部性腺铅板护，不孕不育能避之。
功过利弊都具有，趋利避害慎使用。

防歹徒伤害

居家旅行常提醒，歹徒图财又害命，
钱财妥善保管好，莫让坏人有隙乘。
人身安全最重要，破财免灾要记清，
莫要保财丢性命，人财两空悲剧生。
女士危险加一层，时时警惕莫放松，
遇险学会巧周旋，设法逃生保性命，
遭到强暴要报案，法网恢恢铁无情。

防溺水伤害

江河湖泊去游泳，锻炼身体多功能。
初学游泳有人教，千万不可单独行。
儿童不知深和浅，家长监护别放松。
假若有人溺水中，发现施救有大功。
救者避开其人手，防止抓住不能动。
最好抓住其人足，拖上岸边清口中，
控出喝入腹中水，人工呼吸接着用。

防火灾伤害

防火大事莫松懈，方方面面记心中。
煤气电源与火种，关好管好大事情。
消防设置要搞好，防患未然最文明。
火灾发生损失大，人财两空真惨痛。
发生火灾快报警，赶紧拨打“119”。

防静电伤害

秋冬气候多干燥，人体静电身上找，
干扰生理易生病，心烦意乱脾气暴，
血压不稳心律乱，脱衣火花砰叭爆。
化学纤维静电多，棉毛衣料静电少。
用手摸墙放静电，室内加湿静电消。
拖鞋铜丝穿底导，静电导出人体好。

防跌倒伤害

老人腿脚不灵便，平衡失调易跌翻，
走路小心持手杖，鞋底柔软防滑选。
若住楼房地板滑，最好铺上防滑毯，
跌倒股骨颈骨折，骨质疏松愈合慢。
预防为主防摔跤，安安稳稳度晚年。
不慎跌倒细检查，免得骨折有危险。

防交通事故

交通网络海陆空，事故常发别放松，
遵守交规出事少，不饮酒来别逞能。
行人走路靠边行，眼观六路警惕生。
乘船先找逃生路，飞机少坐最高明。
防灾减灾警钟敲，避免事故来发生。
人为灾害要避免，时时刻刻护生命。

防职业病与工伤

工业生产有隐患，职业疾病身上沾。

危险工种多防范，劳动保护别轻看。
国家防治有法律，认真学习能维权。
粉尘工种得尘肺，矿工易患关节炎。
铅多接触铅中毒，司机颈肩腰痛顽。
制鞋用胶苯中毒，操作电脑痛腕肩。
机械噪声伤听力，电焊酸碱能伤眼。
电镀用铬鼻生病，放射性病触射线。
高空作业防坠落，机械加工发宜短。
断手砸脚机械伤，用电小心别触电。
耳罩口罩手套戴，眼镜工鞋武装全。
处处小心好处多，生命健康保安全。

防晕车船飞机

旅游三晕很难避，防晕宜早用措施。
乘前睡眠要充足，适量进食是大事。
行前备下防晕药，服药提前一小时。
肚脐埴姜胶布贴，防吐也是有效的。
交通工具要选择，火车汽车轮船齐。
靠前靠窗位置好，下位更比上位宜。
行前早治原发病，预防晕动病有利。

防金刃钉伤

工作娱乐要当心，刀剪枪钉伤人中。
铁钉扎入肌肉中，关键预防破伤风，
清创消毒防感染，疫苗打上心放松。
处处小心无大错，冒冒失失有伤情。

慎 输 血

输血救命效神奇，起死回生力无比，
生死关头需用血，不能用药来代替。
输血不良反应多，同时权衡利与弊，
血液取自人身体，传染疾病很难避。
尽管采血先查体，窗口期病查不出，
肝炎艾滋梅毒险，输血染疾悔不及。
自体输血安全好，手术之前早采集。

避 雷 电

夏季多雨防雷电，万无一失求安全。
雷电袭来平地蹲，雨来躲避事为先。
金属雨伞使不得，山顶高处有危险。
大树之下不能呆，所持铁器丢远远。

慎 服 药

是药三分毒，古训早有之，
有病服药治，莫要乱投医。
配药要合理，品种要适宜，
中病药即止，不能当饭吃。
有人得了病，急待速治愈，
中西药物买，听风就是雨。
吃药一大把，中毒也不知，
不良反应多，药多伤身体。
药源性疾病，多是由此起，
治病反致病，真是不合适。

药物买来服，先看说明书，
防患于未然，避免遭损失。

防用药时弊

家庭自疗渐时兴，跟着药品广告行，
不明医理用药乱，阴差阳错吃出病，
乱吃一通病加重，到头还得找医生。
秘方验方偏方选，药理不明违病情。
照着医书自处方，稀里糊涂治疾病。
经验用药也常见，以前管用今仍用，
不知病有耐药性，浪费钱财误了病。
用药不遵医生嘱，怎样服药擅自行，
过量不及时间乱，疗效当然难肯定。
用药方式自己选，开口打针求医生，
认为这样好得快，以偏概全要聪明，
聪明反被聪明误，请教医生人最精。

防药物垃圾

医疗模式在转变，自选自购药品使。
盲目购药无计划，剩余药物变垃圾。
药品都有有效期，过期扔掉别可惜。
看病先去找医生，诊断处方剂量宜。
酌情买药不浪费，过期变质不可吃。

避治病误区

治病一事有学问，打针吃药讲分寸，
症状出现细分辨，自卫反应理应顺。

发热无需速退热，代谢增快抗力奋，
诊断不明退热误，高热不退降温轮。
呕吐也勿立止吐，排出毒物洁自身，
频繁呕吐易脱水，这时止吐法才对。
咳嗽勿立即止咳，咳痰排异呼吸顺，
干咳剧烈需缓解，镇咳方为是上策。
腹泻勿立即止泻，排毒泻浊清肠混，
频泻不止再止泻，保水保盐病情稳。

20　祛病与调养篇

怎样看病

身染病，就要看，莫耽搁，是首选。
常见病，诊所便，省工夫，少花钱。
治几天，效不显，要马上，去医院。
先挂号，分科转，诊断明，处方笺。
取上药，把家还；急重症，要住院，
办手续，交上款，进病房，医生管。
疑难病，往上转，去大院，细诊断。
乱求医，误病情，按顺序，别紊乱。

定期体检

疾病发生分阶段，查体防治最为先。
第一阶段易感期，烟酒肥胖血稠黏；
第二阶段亚健康，病已形成有危险；
第三阶段病发作，冠心肿瘤脑梗栓。
定期查体好处多，有病早治防未然。

体形与健康

苹果体形腰围长，糖尿病生很容易。
臀腿肥胖形似梨，这对健康也不利。
全身肥胖似酒桶，冠心高压痛风欺。
虽说难买老来瘦，营养不良也不宜。
不胖不瘦标准重，健康长寿有基石。

指甲与健康

指甲好似一个窗，人体微妙有表象。
正常红润有光泽，形状不变慢慢长。
指甲苍白像匙状，血色素低贫血样。
指甲板上有白点，体内少锌缺营养。
指甲圆大指似杵，尘肺结核体缺氧。
指甲沟红肿又痛，甲沟发炎细菌藏。
指甲前缘下变厚，脱屑定是甲癣缠。
外伤甲根甲形变，凹凸不平变形状。
观甲识病很简便，了解定会帮你忙。

梳头与保健

头部藏脑经络行，梳头保健有奇功。
提神醒脑消疲劳，疏通经络病不生。
头痛失眠神衰弱，降压除烦头晕停。
牛角梳子梳百遍，手指作梳也可行。
早晚一次长坚持，天长日久定显灵。

女性冬季保健

女子冬季多害冷，手足不温凉冰冰，
气血亏虚循环差，缺碘缺铁也不行。
加强保暖搓搓手，指压涌泉暖意生。
热性食物要多吃，羊狗牛鸡海带葱。
睡前热水洗脚暖，适量运动御寒冻。

夜间易发哪些病

疾病发生有规律，夜间易发哪些病？
胃十二指肠溃疡，胆囊绞痛半夜痛。
心肌梗死脑梗死，癫痫发作哮喘病。
睡眠期间打呼噜，呼吸暂停综合征。
疲劳过度心律乱，猝死常在睡眠中。

除口腔异味

口腔异味真讨嫌，除味净口怎么办。
龋齿残冠和残根，牙周疾病早治痊。
假牙取出天天洗，食物残渣清理完。
食管反流或鼻炎，赶快治疗加戒烟。
葱蒜烟酒猪下货，吃了漱口喝茶涮。

观眼识病

五官眼睛重中重，透过窗口知病情：
自觉视力逐渐差，视网膜病糖尿生；
视力下降比较快，眼底出血动脉硬；
视物模糊伴恶心，可能得了尿毒症；

眼睛突然失了明，眼底梗塞易脑梗；
瞳孔形同椭圆状，青光眼病肿瘤生；
双侧瞳孔针样小，肠炎中毒药反应；
双侧瞳孔均扩大，外伤药物或临终。

眼皮异常与疾病

眼皮异常易观察，出现病态就医行。
眼皮浮肿经常见，肾炎过敏甲减症；
月经来潮心脏病，水肿贫血也发生。
眼皮局部红热痛，结膜发炎麦粒肿；
泪囊眶骨膜发炎，抓紧消炎莫担惊。
眼睑下垂先后天，先天常见单眼发；
后天重症肌无力，脑病抑郁维 B_1 乏。
眼睑闭合难实现，露睛脾胃虚弱了。
眼睑过敏皮肿痒，多因药物化妆吧；
病毒细菌也感染，疱疹丹毒炎症发。
结膜苍白多贫血，发生原因待诊查。
眼睑上现赘生物，良恶二性须辨察，
快上医院找医生，自己不要乱动它。

皮肤血管与肝病

肝脏疾病皮色变，橙黄黄绿褐绿参。
面色灰暗眼圈黑，手掌发红斑状现。
腹壁静脉曲张状，蜘蛛痣生胸背睑。
发现一种苗头出，及时检查上医院。

男人为何比女人短寿

男人早夭女人寿，不争事实在眼前。
到底何因变寿短，一条一条说说看：
女人唠叨爱说说，男人有话不爱谈；
女人委屈泪涟涟，男人有泪不轻弹；
女人主内守家多，男人操劳在外窜；
女人胆小怕生病，男人拖抗挺常见；
女人从事轻工作，男人工作繁重险；
女人多不嗜烟酒，男人嗜好多祸端。
比出区别应纠偏，男人寿命也可延。

肠 道 排 毒

饮食进入胃肠道，代谢废物渣不少，
若不及时排泄掉，久蓄体内毒素扰，
影响内脏会生病，干扰免疫易衰老。
成人肠道存垃圾，三五公斤不算少。
服用泻药非常法，多服害处损肠道。
大便排尽好处多，饮食调节运动好。
清水煮菜粥可餐，集中排毒功效显。
尔后每晚菜粥用，长期坚持毒不见。
三高体质得恢复，减肥效果也显现。
此法养生妙处多，终生受益别轻看。

脱 发

北风萧萧吹落叶，头发枯干落地轻。
脱发原因有多种，秋季脱发最严重：

遗传感染内分泌，精神营养免疫倾；
油腻辛辣食物吃，脂溢皮炎祸根生。
防治脱发营养补，铁钙锌添蛋白用，
维素ABC蔬果，乐观睡足大便通。
戒烟忌酒少烫发，头皮按摩循环通。
温水洗头醋盐用，固发亮发头屑净。
因病所致对因治，病愈之后发自生。

失　眠

睡好觉，精神充，若失眠，头昏重。
胃不和，卧不宁；犯了愁，思虑生。
太兴奋，眠不行；心不静，常打灯。
病折磨，也不行，去病因，查详情。
少思虑，多劳动；炒枣仁，研来冲；
花生秧，也有功；安眠药，要少用。
打呼噜，呼吸停，莫小看，也是病。
心脑肺，有疾病，也易致，睡眠病。
或夜游，不清醒，查病因，能纠正。

耳　痛

耳朵疼痛莫轻视，常见疾病是炎症。
耳道疖肿中耳炎，耳郭软骨膜炎生。
耳周神经有阵痛，痛如针刺无体征，
快去医院做检查，可能癌症已发生。
咽部溃疡或牙痛，也可反射致耳痛。

口腔溃疡

口腔溃疡心里烦，喝水吃饭痛难咽。
小病痛苦可不小，治疗效果难立显。
最近研究有新说，白细胞 ER 病毒染。
病毒感染伏皮下，细胞核中繁殖添。
以下条件若具备，病毒泛滥溃疡犯：
感冒焦虑失眠疲，妇女经前更年伴；
维生素 C、B_2缺，微量元素锌不全；
便秘口臭胃热火，缺水尿黄毒内燔。
针对病因早调理，休息放松饮食全。

颈椎病

颈椎病，很常见，低头多，容易沾：
玩电脑，化验员，牙医师，驾驶员；
教师当，缝纫干，枕高枕，亦危险。
交感型，动脉挛，脑缺血，眩晕犯。
椎动型，血阻断，椎孔窄，是病源。
诊断确，治疗办，保守治，是首选。
头后仰，加旋转；保健枕，需要添。
劳逸适，颈保暖；牵引法，针推验。
服中药，疗效显；做手术，最后看。

眩晕

眩晕症，病因见：
高血压；精神乱；
脑缺血；迷路炎；

低血压；内耳栓；
梅尼埃；青光眼；
颈椎病；脑位占。
犯了病，天地转。
恶心吐，舟车般。
防猝倒，是关键。
立躺地，稳一番。
去医院，定诊断。
对症治，功效显。

气管炎

气管炎，找病因，有四种，是关键：
父母有，子女传；出生时，体重欠；
儿童时，常咳嗽；成年后，多吸烟。
一开始，不在意，逐年犯，病迁延。
十余年，肺气肿，二十年，肺心患。
冬卧床，夏天缓，一行动，便气喘。
干重活，心脏颤，再加重，水肿见。
得了病，早防治，怕吃咸，忌吸烟；
天稍凉，早加衣；空气新，室不干；
多吃梨，能化痰；多饮水，痰不黏；
喝豆汁，能保健；冷刺激，能御寒；
深吸气，撮口呼，连续做，三十次，
经常做，肺坦然，排余气，肺胀痊。
肺大肠，相表里，大便通，咳喘减。
犯了病，去医院，镇咳药，慎自选。

高 血 压

高血压，分二种；原继发，分病情。
原发性，因不明；继发性，治原病。
压不稳，百病生，心脑肾，损最重。
高血压，分三期，早治疗，早得利。
药物治，天天吃，常测量，定量剂。
遵医嘱，好处多，撤停药，悔莫及。
防压高，持之衡，减营养，控体重。
低盐食，大便通，不熬夜，少冲动。

糖 尿 病

糖尿病，今多见，其病因，先后天。
饮食多，小便连，体消瘦，惶惶然。
先辈长，后易传，是 1 型，下生见。
2 型病，在后天，体胖者，多发现。
营养过，平衡偏，运动少，行为懒。
富贵病，见一斑，贵在防，粗茶饭。
控饮食，巧挑选，多运动，体重减。
发了病，别不管，找医生，定方案。
谷豆菜，脂防添，荞麦选，苦瓜餐，
宜杂食，营养全。常步行，勤锻炼。
降糖药，天天服，任何时，不间断。
忌烟酒，防演变，并发症，最讨厌。
得了病，莫紧张，控制好，无大碍。

肥　胖　病

肥胖态，老板像，猛吃喝，命不长。
外国人，定为病，营养偏，少运动。
易导致，下列症：代谢乱，糖尿生；
血压高，血黏稠，血脂高，冠心病。
管住嘴，素食用，七分饱，心神定。
一天跑，十里程，大汗淋，体重轻。
顽固者，辅以药，防反弹，持之衡。

心　肌　炎

心肌炎，病因多，最常见，病毒染。
感冒后，抗力减，病毒侵，心脏间。
繁殖快，损心肌，易诱发，心肌炎。
心慌跳，力气减，活动后，胸闷汗。
找医生，确诊办，积极治，定方案。
药物治，持久战，最多需，一两年。
少活动，休息连，心开朗，减负担。
防感冒，复发减，综合治，尽快痊。

冠　心　病

冠心病，老年病，血脂高，动脉硬。
粥样斑，形成后，心脉锈，血不通。
一生气，再痉挛，雪上霜，就发病。
胸闷憋，心绞痛，出冷汗，不敢动。
再厉害，就心梗，生命危，住院行。
要预防，持平衡，素食好，控体重。

植物油，经常用，戒烟酒，防冲动。
降血黏，防栓成，紫丹参，常服用。

乙型肝炎

乙肝毒，能传染，十个人，一人患。
消化道，输血染，针头污，传染源。
有措施，要分餐；种疫苗，免疫全；
注射器，一次性；慎输血，有危险。
得了病，怎么办？调心情，心底宽。
焦虑生，易悲观；恼怒生，会伤肝；
忌饮酒，别吸烟，胡乱补，脂肪肝；
三分治，七分养；伤肝药，不要选。
乱投医，多花钱，小广告，你别看。

胃　炎

胃发炎，最常见。
上腹痛，胃呕酸，
烧心窝，腹胀感。
其病因，多方面：
暴饮食；生冷全；
喝酒勤；辣常餐；
螺杆菌，易传染；
生憋气，病亦添。
治一半，养一半。
去病因，适冷暖。
控饭量，嗜好减。
奶豆浆，胃膜健。

早治疗，防癌变。

大便症

大便症，分二端：
泻肚子，大便干。
最正常，黄软便，
便成形，定时间。
拉稀者，忌油腻，
生冷饭，不宜餐，
纤维少，食姜暖。
便秘者，菜多添，
地瓜蕉，亦通便，
蜂蜜水，空腹咽。
理疗法，下边看：
多摩腹；腹式呼；
提肛门；搓脚掌；
都帮助，通大便。
若发现，便形扁，
或带血，去医院。
结肠镜，细诊断。

小便症

小便症，有几种：
小便黄，肝胆病；
喝水少，也是情；
尿清多，肾有病；
尿淋沥，小便痛，

多半是，有炎症；
尿分叉，老年龄，
前列腺，定增生；
蛋白尿，泡沫生；
尿味甜，糖尿病；
苹果味，是酮症。
见苗头，早查病。

痔　瘘

痔瘘病，碍行动。
病分开，是两种。
痔分为，三种型：
内外混，有轻重。
病机是，静脉曲，
成痔核，真疼痛。
易复发，防为重，
关键是，大便通。
水果菜，防便硬。
吃辣椒，肯犯病。
急性期，服药治，
多有效，缓病情。
经常犯，顽固型，
宜手术，痔除净。
肛瘘病，管贯通，
肛脓肿，后遗症。
化脓后，瘘管成，
难愈合，易反复。
药物治，缓病情。

彻底治，手术行。

脚　癣

脚癣又称脚气病，入夏天热易发病。
皮鞋加袜足汗增，又热又潮霉菌生。
皮肤起疱溃烂状，又痒又痛步难行。
脚癣贵防病不生，赤脚布鞋法最灵。
鞋袜太阳下暴晒，洗脚醋水泡也行。

带 下 病

月经正常白带生，津津常润是正情。
排卵前后带下多，利于授精不是病。
非时带下量增多，颜色发黄或带红，
味臭或腥阴部痒，子宫阴道有炎症。
绝经之后白带减，突然又多准是病。
带下异常找医生，妇科检查确认明。

痛　经

妇女经期下腹痛，伴随周期再发生。
月经色黑有瘀块，经脉不通瘀血病。
避免忧愁生闷气，忌食生冷缓病情。
下腹经常上热敷，姜汤红糖也管用。
中医治疗效果好，具体情况需辨证。

风湿类病

风湿类病病种多，自身免疫病因说。
前列腺素是罪魁，多吃发物助其火。

防止复发缓解病，饮食禁忌要记着：
动物油脂和鸡蛋，牛羊香肠狗鱼螺，
这些发物不要吃，病情加重找啰唆。
不饱和脂肪酸类，植物油食好处多；
橘子草莓樱桃茶，蟠桃木瓜胡萝卜，
菠菜南瓜番薯奶，大蒜洋葱和干果，
维 E 硒锌抗氧剂，减轻炎症有收获。

痛　风

痛风嘌呤代谢乱，血中尿酸量多见，
结成晶体沉关节，疼痛剧烈寝难安。
痛风多发中老年，肥胖糖尿肾病伴。
防治痛风管住嘴，素食为主水常咽。
动物脑肝肾肉鱼，虾蟹贝菠黄花免。
咖啡煎炸熏烤物，禁酒限盐病少犯。
香蕉西芹新果蔬，含钾高来排尿酸。
此病号称富贵病，营养过剩运动懒。

痛　症

痛症发，多种病。
原因多，须弄明：
短期痛，报病情；
长期痛，是恶行；
心理病，亦致痛；
情绪变，疼波动。
感觉痛，找医生，
诊断明，治对症，

病情好，痛消净。
顽固痛，病因清，
不用怕，要镇痛。
针灸法，挺管用。
口服药，病轻松。
癌症痛，麻药用，
减痛苦，延生命。

抗 癌

癌症似虎令人寒，得了癌症怎么办？
老虎来了不可怕，坐以待毙最危险。
拿起刀枪奋自卫，浑身解数巧周旋。
确诊之后定方案，思想工作做在先，
抵触消沉不配合，耽误时机不合算，
奋起抗争搏一搏，抗癌效果随处见。
手术治疗是首选，剜除癌瘤连巢端；
术后化疗要跟上，全程做完搜敌顽；
康复治疗紧跟上，加强营养中药添。
中药抗癌有办法，扶正祛邪功效显。
手术不做放疗选，生物疗法也能办。
癌症痛苦综合征，晚期病人受熬煎，
镇痛措施要早上，生存质量提在先，
镇痛药物分阶梯，由低渐高序别乱。
癌瘤细胞难除尽，与魔共舞亦延年。
执意攻伐正气伤，癌未治好人先完。
精神不倒是支柱，拼杀一天是一天，
抗癌好比上战场，明知牺牲冲在前，
前方杀敌后方援，综合治理效最显。

积极向上人生乐，生活质量放在先。
人生自古谁无死，无所畏惧英雄篇。

吸　氧

氧气存于空气中，通过呼吸起作用，
缺氧六分钟命危，心脑损害病不轻。
晨起睡前室通风，门窗太严也不中，
一夜耗气三十方，算算室容行不行。
肺心哮喘冠心病，家中宜备氧气瓶。

戒　烟

吸烟百害无一利，世代流传属恶习。
烟为燥邪伤肺脏，咳嗽吐痰加憋气。
收缩血管血压高，脑心受累律不齐。
烟碱是毒致癌症，慢性中毒寿不济。
吸烟耗钱伤身体，劝君戒烟莫迟疑。

四气致病

寒凉温热平，中医称之气。
药性各居一，纠偏功效奇。
若是用不当，伤身会致疾。
寒凉伤脾胃，腹痛腹泄继。
温热助阳气，上火伤身体。
口渴心里烦，咽痛红肿疖。
平性最可靠，平和身体适。
保健多选用，常人使用宜。

21　饮食疗法篇

常见病饮食宜忌

中医治病忌口严，饮食禁忌经验谈，
综合治理疗效高，放弃嗜好听医劝。
风寒感冒喜热粥，葱姜黄酒促发汗；
忌食寒凉生冷物，外邪早解复康健。
风热感冒宜菜蔬，菠萝柠檬苹椰全；
忌食油腻鱼虾鳖，辣椒荔枝杏桂圆。
血热出血谷豆蛋，猪鱼梨藕柚柿添；
忌食虾蟹羊狗肉，辣味荔枝橘桂圆。
尿系感染宜蔬豆，西瓜梨藕甘蔗餐；
忌食鱼虾蟹辣椒，石榴酒枣姜桂圆。
湿疹宜用赤绿豆，苡仁冬瓜西瓜含；
忌食虾蟹猪头肉，公鸡肥肉荔桂圆。
关节冷痛食黄鳝，羊肉牛肉姜葱暖；
忌食寒凉梨柿蕉，荸荠冷饮不可贪。

白领人士营养须知

白领阶层节奏快，脑力劳动紧张来，
生活规律常打乱，饥饱无常胃口坏。
高脂快餐蔬菜少，频繁应酬酒肉菜，
天长日久损健康，工作效率提不快。
减少脂肪摄入量，防止超重与肥胖。
脑力劳动需营养，维素 BC 萝卜素，
糙米全麦黄豆选，水果蔬菜和奶钙，

养脑多补氨基酸，鱼豆芝麻核桃开。

怎样减肥好

减肥方法何其多，吵吵嚷嚷赛王婆，
今来教你绝招使，不用花钱自办妥。
控制饮食勤运动，两大法宝手中握，
芹菜萝卜海带用，茶叶常饮身轻活。

营养不良

人体是个小世界，什物缺了都不该，
自然进化亿万年，营养取自大世界。
环境与人物交换，息息相关平衡摆，
地壳人体微元素，丰度曲线吻合来。
食物多样营养丰，长期偏食倾斜快，
体重标准不肥胖，过瘦也是健康歪。
蛋白脂肪糖类主，微量元素维素采，
全面营养防不良，身体棒棒乐开怀。
西餐引进热量大，中餐肉鱼蛋偏爱，
摄入过多消耗少，肥胖糖尿血压高。
白天工作夜娱乐，生活节奏快又快，
精神压力难缓解，神经精神病遂来，
便秘失眠焦虑状，口腔溃疡黏膜坏。
亲近自然活规律，饮食多样运动赛，
营养过剩或不足，都属营养不良在。
人类进化惯性大，改变规律不应该。

药 膳

身体虚弱药膳调，中医指点很重要，
寒热虚实分辨清，对症下药疗效好。
促睡通便蜂王浆，糖尿慢病洋参找。
贫血之人桂圆枣，燕窝润肺止咳嗽。
苦瓜降糖梨化痰，顺气消胀有萝卜。
冬瓜利尿藕生津，百合安神消疲劳。
山药补肾老少宜，健脑固精吃核桃。
胡萝号称小人参，芹菜降压有功劳。
大便困难红薯蕉，壮阳羊肾和海参。
杏仁治咳通秘便，养血滋阴是阿胶。
大蒜消炎抗胃癌，海带补碘痰核消。
鲜虾猪蹄催乳下，蜂蜜通便又润肺。
苹果有益前列腺，黄瓜茄子减肥要。
猪肝羊肝能明目，绿豆解毒除烦躁。
人参补药益神智，延年益寿人称好，
升压心烦性早熟，壮人阳亢不能用。
首乌抗衰黑发功，调节血脂益精高。
枸杞滋肝补肾肺，生精益气齿不掉。

五 味 致 病

酸苦甘辛咸五味，一日三餐经常见，
科学食用求平衡，太过致病添麻烦。
过酸伤胃呕酸水，苦味多吃腹泄繁；
甘味能使人肥胖，辛辣上火喉痛干；
咸味超量血压高，你若不信试试看。

五味混吃不要偏，身体一定能康健。

健忘食疗

人上年纪记性差，食疗是个好方法。
乙酰胆碱卵磷脂，鱼肉蛋黄常吃下；
碱性食物维生素，豆类莲藕牛奶喝；
油芹白菜黄花菜，核糖核酸镁锌虾；
土豆葡萄橘猪脑，鱼豆荞麦钙菜花；
补足营养求平衡，健忘减轻大脑健。

蜂蜜食疗

蜂蜜食疗营养多，镁钙铁锌还有铬，
A E K B 维生素，有机酸酶好处多。
性平味甘无毒物，润肺补中滑肠乐。
清热解毒健脾胃，缓中止痛血压落。
冲蜜用水六十度，太热破坏营养了。
蜂蜜弱酸忌铁器，磁玻器装最适合。
放在阴凉干燥处，存放环境适合可。

花生食疗

落花生果人喜欢，全身是宝药效显。
蛋白脂肪纤维素，钙磷必需氨基酸。
儿茶素含抗衰老，动脉硬化血脂减。
老少皆宜益智力，营养不良多食添。
花生外衣能止血，血小板少紫癜餐。
血友再障辅助治，维 B 缺乏神经炎。
清肝降压花生叶，同时治疗失眠顽。

敛肺止咳花生壳，降低血脂亦可选。

降糖降血压降脂食疗

三高危害真不小，管住嘴巴是绝招。
少吃腥荤素为主，身材不胖脂不超。
茶叶燕麦和玉米，葱蒜海鱼牛奶捎。
降低血脂软动脉，抑制血凝血栓消。
苹果菊花降血压，食饮常伴功效高。
苦瓜荞麦降血糖，三高食疗需知晓。

消除疲劳食疗

疲劳常常伴随你，气喘烦躁力气虚。
鱼肉鸡鸭高营养，供足热量添动力。
疲劳血液多偏酸，碱性食物纠正即。
蔬菜水果豆汁奶，用后疲劳缓解易。
洗澡搓背相配合，将会恢复更及时。
饮茶咖啡提提神，补充维生素 CB。

盐　疗

百味之王用途多，疗疾祛病功不没。
洗脸洗澡洗头时，水中加盐皮脂脱，
清洁皮肤功效好，祛痘固发不用说。
牛奶加盐易消化，盐水漱口肿消了。
食物中毒盐水喝，指压舌根毒吐掉。
食盐炒热包热敷，止痛除寒疗腹泻。
温水加盐泡泡脚，血液循环畅快悦。
山药液汁沾手痒，盐水清洗痒自消。

补钙宜忌

孕妇老年钙缺乏，适当补钙益处多，
一天摄钙有两克，这个剂量最适合。
儿童缺钙佝偻病，每天补钙约一克，
促钙吸收补维素，力求效果不可缺，
超量产生副作用，易致顽固性便秘。
补钙多了影响铁，吸收减少一半是。
心衰服用洋地黄，增加毒性钙不使。
补钙服用利尿剂，血钙升高肾结石。
老年缺钙有原因，维生素 D_3 多缺乏，
多晒太阳促合成，改善肾功也有利。
补钙不靠服钙片，牛奶绿菜和豆汁。
菠菜白菜含草酸，遇钙形成草酸盐。
影响吸收效果差，服钙避免同时餐。
食补科学又合理，省钱节约少开支。

豆浆宜忌

豆浆属于植物奶，营养丰富胃口开。
豆汁煮用先武火，快速加温锅沸改，
胰蛋白酶抑制物，转为文火慢慢来，
浮沫消净方成功，这时喝了不妨碍。
豆浆性平又偏寒，脾胃虚寒会有害，
饮后腹胀与腹泻，消化功能有障碍。
肾功不全应慎饮，以免把肾来累坏。
服用四环红霉素，豆汁成分遭破坏。
豆汁不宜冲鸡蛋，胰蛋白酶蛋清败。

饮用豆浆要适量，过多腹胀腹泻来。
豆浆忌用温瓶装，细菌繁殖变质快。

牛奶宜忌

牛奶营养数第一，科学饮用效用齐。
煮奶武火快加热，稍沸即可速端离，
高温加热时间长，蛋白凝固营养低。
文火加热时间久，维生素坏不适宜。
煮奶不要加白糖，果糖赖氨酸变毒。
牛奶豆浆莫共煮，二者煮沸火候异。
喝奶不要吃橘子，果酸维C奶凝固。
喝奶不要吃菠菜，草酸钙生有小毒。
牛奶不宜太阳晒，晒后丢失核黄素。
装奶莫用塑料瓶，维素CB丢失速。
装奶莫用保温瓶，时间长了细菌生。
炎夏勿饮冷牛奶，肠道容易不舒服。
有人喝奶肚子胀，乳糖酶缺是因素。

蔬菜养生禁忌

总结前人老经验，蔬菜养生有禁忌。
胃酸不食卷心菜，胃寒萝卜紫菜忌。
冬瓜黄瓜四季豆，脾胃虚寒腹泻急。
辣椒生姜性辛温，胃热痔疮疖痈禁。
竹笋发疮痈毒长，香菜皮肤瘙痒奇。
韭菜阳亢孕妇免，芋艿苋菜便溏稀。
诸般禁忌要记清，注意饮食养生宜。

生食与虫病

虾蟹鱼鲜水产品，虫卵幼虫常寄生，
肝肺吸虫姜片虫，广州管圆线虫等，
食后寄生肝肺脑，繁殖发病莫看轻，
生食传染证据确，加热做熟后食用。
猪牛肉含绦虫卵，俗称米猪食不行，
绦虫沿着肠道长，幼虫入脑头剧痛。
砧板刀具生熟分，别贪口福染病情。

哪些东西不能吃

病畜禽肉传染病，深埋焚烧禁食用。
米猪肉里有囊蚴，传染人体长绦虫。
焦糊鱼肉能致癌，变质食油酸败生。
山楂海棠铁锅煮，酸铁反应有毒素。
棉籽油内含棉酚，未经炼熟有毒性。
烂红薯含黑斑菌，中毒重者丢性命。
土豆发芽变绿时，龙葵素生毒不轻。
扁豆皂素豆素含，高热煮熟毒消停。
黄花菜含秋仙碱，煮熟晒干再食行。
灰菜苋菜洋槐花，过敏物质内含中，
植物日光性皮炎，过敏体质勿轻动。
变质甘蔗有霉味，吃了中毒记心中。
蔬菜瓜果生吃时，清洗去皮讲卫生。
一旦食物中了毒，恶心呕吐腹泻并，
头晕麻木或发热，重者发狂胡乱行。
马上用手抠喉咙，催吐排毒快又灵。

初步处理抢时间，马上抢救医院中。

果蔬祛毒

果蔬生产农药使，药物残留毒物积，
食入体内蓄积久，慢性中毒癌症致。
蔬菜食用先浸泡，一般需泡三小时，
然后清洗二三遍，尽量除去毒物质。
加热毒素能破坏，用点酸醋也适宜。
水果先洗后剥皮，祛除农药最彻底。
西瓜味苦或麻涩，定是含毒快抛弃。

垃圾食品

世卫组织有规定，七类食品属垃圾，
商家王婆卖瓜夸，食者有数别受欺，
买与不买权利弊，最好少吃或不吃。
油炸类含油脂多，蛋白维素破坏毕，
炸油反复多次用，致癌物质里边聚。
腌制类含盐分多，血压增高肾不吉，
亚硝酸盐含量高，致癌危险心中记。
肉干肉松香火腿，亚硝酸盐防腐剂。
香精色素饼干含，热量过高维素低。
汽水可乐碳酸高，丢钙胀饱不想食。
方便膨化类食品，热量盐高营养低。
香精损肝防腐害，长吃定会伤身体。
罐头美食坏维素，蛋白变性热量失。
果脯话梅蜜饯类，亚硝酸盐防腐剂。
冰棍雪糕冰激凌，糖分过高肥胖忌。

烧烤美食能致癌，祸含三苯四并芘。

22 自救篇

急　救

老年多有慢性病，急性发作莫看轻。
家中常备急救药，医生未到先服用。
硝酸甘油舌下含，最能缓解心绞痛。
胸闷气喘快吸氧，头晕躺地别硬撑。
争取时间分分秒，赶快拨打“120”。

防猝死

突然死亡叫猝死，心脑发病来引起。
常见病因有九项，早早预防是妙计：
血脂异常常吸烟，腹部肥胖糖尿病；
情绪紧张高血压，果蔬用少饮酒迷；
缺少运动好懒惰，慢性疲劳多压力。
警惕常在有远识，养生保健防猝死。

逃　生

世界万物人宝贵，防灾减灾先逃生。
居住楼房逃生难，早备设施防灾用，
绳索买好放在家，窗口不能全密封。
发现灾难先呼救，赶快拨打“110”。
乘车坐船住旅馆，住乘先找逃生径，
遇上灾难心不慌，选定措施保性命。

心肺复苏术

院外猝死脉搏停，就地复苏分秒争，
心前叩击三五拳，中等力度快出手，
一拳生电5瓦秒，除颤复跳有奇功。
叩击无效改按压，仰卧硬板领口松，
双手重叠压心前，胸骨下段位置中，
节律每分六十次，力度胸陷三厘米，
配合人工呼吸做，对口吹气最管用，
按压5次吹一口，心跳呼吸能起动。
边救边打“120”，急送医院救生命。

人触电抢救

发现有人触了电，急寻措施保安全。
干燥木棒或竹杆，挑开电线断电源。
心前挤压迅速做，人工呼吸接着连。
有险快拨“120”，急急呼救分秒间。

人淹溺抢救

淹溺救起速抢救，就地处置抢时间。
解开衣带清口腔，头低脚高控水办。
按着心脏胸外压，人工呼吸不间断。
边救边呼“120”，速送医院抢救险。

旅 游 自 救

旅游出门不方便，人地生疏有困难，
行前早作好准备，自疗自救药物添。

防晕车船乘晕宁，碘酊带上消毒全。
手脚皮伤创可贴，中暑藿香正气丸。
毒蛇咬伤要镇静，立即结扎伤上端，
小刀挑开咬伤处，口吸毒液排毒安，
立即口服蛇药片，亦将蛇药涂伤边，
处理完毕去结扎，赶快就近上医院。
蜂蜇皮肤拔蜂刺，碳酸氢钠化水涂，
内服地塞米松片，重者赶快去医院。
晕厥昏倒要平卧，头低脚高松衣宽，
急掐鼻下人中穴，醒后糖水口中灌。
人少千万别游泳，溺水救起头低办，
拍背排水通口鼻，人工呼吸口口连。
爬山小心防跌堕，摔伤骨折亦常见，
就地寻找直树枝，伤肢固定要轻搬。
夏季梅雨天气多，上山预防想周全，
金属柄伞不要用，身上别带金属玩；
手机别开最保险，处处小心避惰险。
被雷击中心跳停，人工呼吸胸击拳。
交通工具发火灾，破窗跳出急急窜，
车祸意外事故出，心情镇静生路选。
遇险自救是应急，赶快找车送医院。

晕厥急救

患者意识突丧失，脸黄汗出体无力，
脉搏缓速血压降，情况危急寻措施。
晕厥诱因多方面，排尿咳嗽蹲忽起；
回头转颈或见血，打针紧张不稀奇；
悲伤恐惧剧烈痛，饥饿疲劳闷热致。

心源性的最危险，大脑缺血分秒计。
如遇晕厥病人时，赶快平躺恢复是。
呼吸通畅解衣领，指掐人中内关治。
醒后喝点糖盐水，晕厥原因查明需。

家庭保健药箱

家庭保健药有功，数量宜少方可行。
头痛身痛或腹痛，元胡止痛片宜用。
腹胀不适常发生，木香顺气丸有功。
止泻黄连素安全，止咳祛痰痰咳净。
伤风感冒药众多，四季不同备几种。
皮肤划伤需消毒，碘伏灭菌力最强。
买下几个创可贴，小伤贴上挺管用。
冠心病人心绞痛，速效救心丸力宏。

下篇 叁数篇

1 健康标准

1.1 WHO 健康标准

世界卫生组织《组织法》对健康的定义是：健康不仅为疾病或羸弱之消除而系体格、精神与社会之完全健康状态。具体可理解为：

1.1.1 有充沛的精力，能从容不迫地担负日常生活和繁重的工作，而且不感到过分紧张和劳累。

1.1.2 处世乐观，态度积极，乐于承担责任。

1.1.3 善于休息，睡眠良好。

1.1.4 应变能力强，能适应外界环境中的各种变化。

1.1.5 能抵制一般性感冒和传染病。

1.1.6 体重适当，身材匀称。站立时头、颈、肩的位置协调。

1.1.7 眼睛明亮，眼睑不易发炎。

1.1.8 牙齿清洁，无龋齿，不疼痛，牙根颜色正常，无出血现象。

1.1.9 头发有光泽，无头屑。

1.2 我国老年健康标准

1.2.1 躯干无明显畸形，无明显驼背，关节活动基本正常。

1.2.2 无偏瘫、老年性痴呆等神经系统疾病。

1.2.3 心脏功能基本正常，无高血压、冠心病。

1.2.4　无慢性肺部疾病。

1.2.5　无肝肾疾病、内分泌代谢疾病、恶性肿瘤。

1.2.6　有一定的视听能力。

1.2.7　无精神障碍，性格健全，情绪稳定。

1.2.8　能恰当地对待家庭，有一定的社会交往能力。

1.2.9　能适应环境。

1.2.10　具有一定的学习、记忆能力。

1.3　祖国医学健康标准

1.3.1　眼有神。

1.3.2　声息和。

1.3.3　前门松。

1.3.4　后门紧。

1.3.5　形不丰。

1.3.6　牙齿坚。

1.3.7　腰腿灵。

1.3.8　脉形小。

参考资料：《健康报》2007-02-09

2　人体解剖生理病理基本参数

2.1　一般参数

2.1.1　**细胞**：婴儿约26兆5000亿个细胞，成人约400兆个细胞，大脑约有60亿个神经元组成。

2.1.2　**骨骼**：人体有骨骼206块，肌肉人体大约有肌肉639块，人的血液占体重的7%~8%。

2.1.3　**头发**：黑发者约为102000根，金发者约为140000根。

2.1.4　**人体寄居细菌**：人体寄居着100万亿个以上细菌，肠内的细菌最多，大概有60~100种。

参考资料：佚名

2.1.5　**细胞寿命**：不同的细胞寿命各异，大脑细胞大部分终身不更新；心脏细胞每 20 年更新一次；肝脏细胞每 5 个月更新一次；肺脏细胞每 2 周至一年更新一次；肠上皮细胞每 2 ~ 3 天更新一次。

参考资料：《健康报》

2.2　**体温参数**

2.2.1　**正常体温**：腋下温度为 36 ~ 37℃，口腔舌下温度为 36.3 ~ 37.2℃，直肠温度为 36.5 ~ 37.7℃。

2.2.2　**异常体温**（以口腔温度为标准）：低热：37.3 ~ 38℃；中度热：38.1 ~ 39℃；高热：39.1 ~ 41℃；超高热：41℃以上。

2.3　**脉搏参数**

2.3.1　**正常脉搏**：成人为 60 ~ 100 次/分。它可随年龄、性别、活动和情绪因素变化。

2.3.2　**异常脉搏**：成人超过 100 次/分为速脉，见于发热、大出血前期的病人。成人低于 60 次/分为缓脉。

2.4　**呼吸参数**

2.4.1　**正常呼吸**：正常成人呼吸约 16 ~ 20 次/分，它可随年龄、性别、活动和情绪因素而变化。

2.4.2　**异常呼吸**：成人呼吸超过 24 次/分称为呼吸增快。常见于高热或缺氧等病人。成人呼吸少于 10 次/分称为呼吸缓慢。常见于呼吸中枢抑制及安眠药中毒等病人。

2.5　**血压参数**

2.5.1　**成人正常血压**：正常成人在安静时，收缩压力为 12.0 ~ 18.6kPa（90 ~ 140mmHg），舒张压力为 8.0 ~ 12.0kPa（60 ~ 90mmHg），脉压差 4.0 ~ 5.3kPa（30 ~ 40mmHg）。

2.5.2　**成人高血压**：收缩压达到 21.3kPa（160mmHg）或以上，和（或）舒张压为 12.6kPa（95mmHg）或以上。

2.5.3　**临界高血压**：血压值在正常和高血压间，其收缩压在18.8~21.2kPa（141~159mmHg）之间；或舒张压为12.1~12.5kPa（91~94mmHg）之间。

2.5.4　**低血压**：收缩压低于12.0kPa（90mmHg），舒张压低于8.0kPa（60mmHg）。常见于休克、心肌梗死等。

2.5.5　**血压波动参数**：正常人血压呈明显的昼夜波动，夜间血压最低，晨起活动后逐渐上升。血压变化可以达到30~40mmhg，呈"两峰一谷"分布，即在早上6~10时，下午4~8时为血压高峰，继之缓慢下降。高血压患者的血压昼夜变化水平较高，波动幅度也较大，冬夏也有区别。血压还随着情绪、休息以及天气变化而波动。盛夏季节血压较秋冬季节偏低。高血压患者测量血压时要定时、定体位、定血压计。这样测量的血压值才有可比性。每个人的左右臂也有区别。血压控制平稳者最好每日检测晨起后和临睡前的血压。血压平稳时每周测12次，血压波动时至少每天测1~2次。每天最好都在同一时间测血压，这样有利于比较血压的高低，找出血压波动的规律。除固定时间监测血压外，患者一旦感觉不适也可随时测量。

参考资料：《健康报》2010-02-24

2.6　睡眠参数

正常睡眠时间：新生儿20~22小时；2月婴儿18~20小时；1岁15小时；2岁14小时；3~4岁13小时；5~7岁12小时；8~12岁10小时；12~18岁9小时；成年人7~8小时（不宜小于6小时）；60~70岁9小时；70~90岁10小时；90岁以上不宜小于10小时。

最适宜睡眠的时间是晚上9~10点至次日清晨5~6点。

参考资料：《老年健康万事通》，第129~130页等

3　人体常用检验参数

3.1　**血液检测**（全自动全血细胞分析仪检测指标及正常参

考值 KX－21 分类）

3. 1. 1　**白细胞计数**（WBC）

参考范围：成人 $4.0\sim10.0\times10^9/L$　儿童 $5.0\sim12.0\times10^9/L$

临床意义：生理性增高见于新生儿、妊娠末期、剧烈运动；病理性增高见于急性化脓感染、尿毒症、严重烧伤、损伤、大出血、白血病、术后等。降低见于病毒感染、伤寒、副伤寒、血液病、疟疾、理化损伤、自身免疫病、脾亢等。

3. 1. 2　**红细胞计数**（RBC）

参考范围：男 $4.28\sim5.8\times10^{12}/L$　女（$3.51\sim5.2$）$\times10^{12}/L$　新生儿（$6\sim7$）$\times10^{12}/L$

临床意义：用于诊断各种贫血和红细胞增多症。一般情况下红细胞与血红蛋白的浓度之间有一定比例关系。但贫血患者同时测定两者，对贫血的诊断和鉴别有帮助。

3. 1. 3　**血红蛋白浓度检测**（HGB）

参考范围：男 120. 0～180. 0g/L　女 110. 0～150. 0g/L　新生儿 170. 0～200. 0g/L

临床意义：生理性增高见于新生儿、高山居住。病理性增高见于真性红细胞增多症、代偿性红细胞增多症（肺心病、先心等）。降低见于各种贫血、白血病、产后、术后、大量失血等。

3. 1. 4　**红细胞压积检测**（HCT）

参考范围：男 0. 40～0. 53　女 0. 32～0. 48　新生儿 0. 49～0. 54

临床意义：增高见于各种原因引起的脱水、血液浓缩或所致红细胞绝对值增加。降低见于各类贫血。

3. 1. 5　**平均红细胞体积检测**（MCV）

参考范围：82. 0～100. 0fl

临床意义：指红细胞平均体积，帮助判断贫血类型。MCV

>100fl 为大细胞性贫血，见于巨幼细胞性贫血和急性溶血性贫血；MCV <79fl 为小细胞性贫血，见于严重缺铁性贫血。

3.1.6　**平均红细胞血红蛋白量检测**（MCH）

参考范围：28.0 ~34.0pg

临床意义：用于判断贫血类型和轻重程度。增高主要见于大细胞性贫血。减低见于小细胞性贫血和缺铁性贫血。

3.1.7　**平均红细胞血红蛋白浓度检测**（MCHC）

参考范围：310.0 ~370.0g/L

临床意义：平均每升红细胞中所含血红蛋白浓度，帮助鉴别贫血的类型。基本同 MCH。

3.1.8　**血小板计数**（PLT）

参考范围：（100.0 ~300.0）$\times 10^9$/L

临床意义：用于检测凝血系统功能。增高见于血小板增多症和慢性粒细胞白血病、溶血。降低见于再生障碍性贫血、脾功能亢进症、急性白血病、弥慢性血管内凝血、血小板减少性紫癜等。

3.1.9　**淋巴细胞百分率（小细胞）检测**（LYM%）

参考范围：0.187 ~0.47

临床意义：增高见于某些病毒或细菌所致的急性感染。如风疹、流行性腮腺炎、百日咳、结核、流感、急性淋巴细胞性白血病等。降低见于传染病急性期、放射病、细胞免疫缺陷及应用肾上腺皮质激素等。

3.1.10　**中间细胞百分率（单核细胞等）检测**（MXD%）

参考范围：0.035 ~0.079

临床意义：包括单核细胞、嗜酸性粒细胞、嗜碱性粒细胞，病理情况下幼稚细胞亦分在此类细胞中。

3.1.11　**粒细胞百分率（大细胞检测）**（NEUT%）

参考范围：0.46 ~0.765

临床意义：NEUT%（中性粒细胞）增高见于急性感染、严重组织损伤、急性失血、急性中毒、白血病及恶性肿瘤等。降低见于病毒及伤寒感染、某些血液病、脾功能亢进症、化疗、SLE、理化损伤等。

3.1.12 **淋巴细胞绝对值**（LYM#）

参考范围：（1.0～3.3）$\times 10^9/L$

临床意义：LYM#的临床意义同LYM%

3.1.13 **中间细胞绝对值**（MXD#）

参考范围：（0.2～0.7）$\times 10^9/L$

临床意义：MXD#的临床意义同MXD%

3.1.14 **粒细胞绝对值**（NEUT#）

参考范围：（1.8～6.4）$\times 10^9/L$

临床意义：NEUT#的临床意义同NEUT%

3.1.15 **红细胞体积分布宽度检测**（RDM）

参考范围：<0.15

临床意义：表示红细胞群体的体积分布情况。红细胞体积大小不等时此值增加，见于各类营养缺乏性贫血。

3.1.16 **血小板体积分布宽度检测**（PDM）

参考范围：9.0～17fl

临床意义：表示血小板群体的体积分布情况。血小板大小不等时，此值增加，常见于血小板减少。

3.1.17 **平均血小板体积检测**（MPV）

参考范围：9.0～13fl

临床意义：用于判断血小板减少原因分析。增高见于血小板破坏过多，减低见于骨髓增生低下。

3.1.18 **大型血小板比率检测**（P－LCR）

参考范围：0.15～0.3

临床意义：增高见于巨幼红细胞贫血、慢性粒细胞性白血病、脾切除、巨大血小板综合征、血栓性疾病等。

3.1.19 **血液流变学指标**（北京世帝 R80 全自动血液流变学分析仪 肝素防凝全血）。

全血黏度（mpas）：

高切（200/S）：男 3.53～4.65 女 3.36～4.32

中切（30/s）：男 5.18～5.94 女 4.29～5.45

中切（5/S）：男 8.3～9.95 女 6.81～8.53

低切（1/s）：男 17.63～21.35 女 13.79～17.91

血浆黏度（mpas）：1.26～1.66

血沉（卫氏）（ESR）：男 0～15mm/h 女 0～20mm/h

红细胞压积（L/L） （HCT）：男 0.40～0.49 女 0.35～0.45

全血高切还原黏度：男 5.16～9.12 女 5.24～9.48

全血低切还原黏度：男 33.93～50.87 女 28.42～48.31

红细胞刚性指数（TK）：男 2.29～6.72 女 2.16～6.93

红细胞聚集指数（Arbc）：男 3.79～6.04 女 3.19～5.33

变学血沉方程 K 值：男 0～73.0 女 0～80.0

临床意义：

①利用血液流变学指标，对心脑血管疾病、血液系统疾病、肿瘤等进行诊断，估计严重程度。

②在治疗过程中观察治疗效果。

③在血液稀释疗法中，血液流变学指标可指导输液量及选择液体的种类。

④在微循环研究中血液流变学指标可指导血管扩张药物的应用。

⑤外科手术方面对缺血性疾病的手术效果，全血黏度、HCT 及纤维蛋白原水平具有决定性意义。

3.2 血液一般检查

3.2.1 网织红细胞计数（Rc）

检验方法：煌焦油兰染色法

参考范围：新生儿0.03～0.06（3%～6%）　成人0.005～0.015（0.5%～1.5%）

临床意义：用于判断骨髓增生情况，评价治疗效果。增高表示骨髓增生良好，治疗有效。减低表示骨髓红细胞生成减弱，如再生障碍性贫血等。

3.2.2 红细胞渗透脆性试验（EFT）

检验方法：NaCl法（防凝血）

参考范围：开始溶血0.42～0.44%　完全溶血0.32～0.34%

临床意义：增大见于先天性球形红细胞增多症、自身免疫性溶血性贫血。降低见于恶性贫血、镰状红细胞贫血、红血病、脾切除及阻塞性黄疸。

3.2.3 酸溶血试验（Ham's）

检验方法：加酸法（全血）

参考范围：阴性

临床意义：阳性见于阵发性睡眠性血红蛋白尿病人。球形红细胞显著增多时呈弱阳性。

3.2.4 蔗糖水试验

检验方法：蔗糖法（全血）

参考范围：阴性

临床意义：阳性见于阵发性睡眠性血红蛋白尿、某些贫血（如再生障碍性贫血、免疫性溶血偶可阳性）。

3.2.5 抗人球蛋白试验（coomb's）

检验方法：直接法（全血）　间接法（全血）

参考方法：阴性

临床意义：直接法检测红细胞上的不完全抗体，阳性常见于新生儿溶血症、自身免疫性溶血、溶血性输血反应等。间接法用于检测血清中不完全抗体，常用于 Rh 或 ABO 血型鉴定。

3.2.6　**血沉检测**（ESR）

检验方法：卫氏法（防凝血）

参考范围：男 0～15.0mm/h　女 0～20.0mm/h

临床意义：生理性增快见于妇女月经期、妊娠期。病理性增快见于急慢性炎症、组织损伤及坏死、恶性肿瘤、各种原因致高球蛋白血症、严重溶血。

3.2.7　**凝血时间检测**（CT）

检验方法：毛细血管法　玻璃试管法（室温全血）

参考范围：毛细血管法 3～7 分钟　玻璃试管法 4～12 分钟

临床意义：延长见于血友病、严重肝病、DIC 肝素治疗。缩短见于高凝状态。

3.2.8　**纤维蛋白原检测**（Fb）

检验方法：免疫比浊法

参考范围：2.0～4.0g/L

临床意义：增高见于月经期及妊娠期、糖尿病及动脉硬化、心梗、胶原性疾病、急性感染。降低见于先天性纤维蛋白原缺乏症、严重肝病、DIC、大量出血、急性白血病、妊娠中毒等。

3.2.9　**血块收缩时间检测**（CRT）

检验方法：试管法

参考范围：1 小时开始收缩　24 小时完全退缩

临床意义：退缩不良见于血小板减少或功能异常、凝血因子严重缺乏、红细胞增多症。

3.3　**尿液一般检查**

3.3.1　**尿量测定**（UV）

检验方法：量积法

参考范围：1.0 ~ 1.6L/24h

临床意义：多尿见于糖尿病、尿崩症、慢性肾炎、神经性多尿。减少或无尿见于急性肾炎、严重脱水、高热、水肿、休克及各种原因所致的急性肾功能不全（饮水量多少对尿量有明显影响）。

3.3.2 **尿胆原测定**（URO 或 UBG）

检验方法：试纸法（尿分析仪）

参考范围：弱阳性（±）

临床意义：尿胆原升高可见于溶血性黄疸及肝病、肠道感染等。

3.3.3 **尿胆红素测定**（BIL）

检验方法：试纸法（尿分析仪）

参考范围：阴性（-）

临床意义：胆红素阳性见于阻塞性黄疸、肝细胞性黄疸（急慢性肝炎等）。

3.3.4 **尿酮体测定**（KET）

检验方法：试纸法（尿分析仪）

参考范围：阴性（-）

临床意义：尿酮体阳性见于糖尿病酮症、子痫、妊娠呕吐、腹泻、脱水、休克。

3.3.5 **尿血测定**（BLO 或 OB）

检验方法：试纸法（尿分析仪）

参考范围：阴性（-）

临床意义：阳性见于各种原因引起的血尿及血红蛋白尿（如肾结核、结石等）。

3.3.6 **尿蛋白质测定**（PRO）

检验方法：试纸法（尿分析仪）

参考范围：阴性（-）蛋白定量 0 ~ 1.5g/24h 尿

临床意义：增高见于各种急慢性肾炎、肾盂肾炎、心功能不全、多种传染病、败血症、肾病综合征、糖尿病、红斑狼疮、多发性骨髓瘤等。

3.3.7　**尿亚硝酸盐测定**（NIT）

检验方法：试纸法（尿分析仪）

参考范围：阴性（－）

临床意义：亚硝酸盐阳性见于膀胱炎、肾盂肾炎。可作为尿路感染的过筛试验。

3.3.8　**尿白细胞测定**（WBC 或 LEU）

检验方法：试纸法（尿分析仪）

参考范围：阴性（－）

临床意义：白细胞增多表示泌尿系统有化脓性炎症（尿路感染、前列腺炎、膀胱炎等）。

3.3.9　**尿葡萄糖测定**（GLU）

检验方法：试纸法（尿分析仪）

参考范围：阴性（－）

临床意义：葡萄糖阳性见于糖尿病、肾性糖尿、垂体瘤、甲亢等。神经过度紧张、情绪激动、妊娠期亦可呈阳性反应。

3.3.10　**尿比重测定**（SG）

检验方法：试纸法（尿分析仪）

参考范围：1.003～1.030　晨尿＞1.020

临床意义：比重增高见于脱水、急性肾小球肾炎、糖尿病、心功能不全。降低见于尿崩症、慢性肾小球肾炎，肾功能不全、流行性出血热多尿期及恢复期。

3.3.11　**尿酸碱度测定**（pH）

检验方法：试纸法（尿分析仪）

参考范围：5.0～8.0（一般5.0～6.0）

临床意义：酸性反应见于少尿、代谢性酸中毒、痛风、糖尿病、肾结核等。碱性反应见于碱中毒、服用碱性药物，原发性醛固酮增多症。

3.3.12 **尿维生维C测定**（Vc）

检验方法：试纸法（尿分析仪）

参考范围：阴性（－）

临床意义：主要用于糖尿病病人，因维生素C阳性可遮盖尿葡萄糖的化学反应，出现假阴性结果，故而Vc阳性者其尿糖另行复检。

3.3.13 **乳糜尿试验**（CHY）

检验方法：乙醚提取法

参考范围：阴性（－）

临床意义：淋巴管阻塞（如丝虫病、肿瘤、腹内结核、先天性淋巴管畸形）。

3.3.14 **本－周氏蛋白**（B－JPro）

检验方法：加热凝溶法

参考范围：阴性（－）

临床意义：阳性见于多发性骨髓瘤。另外骨肉瘤、淋巴瘤、骨软化症、癌骨转移及白血病亦可出现阳性。

3.3.15 **尿绒毛膜促性腺激素**（早孕试验）（HCG）

检验方法：金标法

参考范围：男性、未孕妇女阴性（－），女性受孕7～10天可出现阳性（＋）

临床意义：增高首先用于早期妊娠诊断，正常妊娠尿为阳性。葡萄胎、绒癌、恶性葡萄胎，男性睾丸畸胎瘤、脑垂体瘤等亦可阳性。减低见于先兆流产及宫外孕。

3.3.16 **尿液浓缩稀释试验**（莫氏浓缩稀释试验）

参考范围：正常人夜尿量不超过750ml，比重1.018以上。昼尿中最高一次比重在1.020以上，且比重之差不少于0.009。

夜/昼尿量应在1/3~1/4。

临床意义：了解肾功能的试验之一，夜间尿量增多说明肾浓缩功能不全，尿比重低且固定，说明肾浓缩功能差或丧失。

3.3.17 **尿三杯试验**

检验方法：显微镜检查

参考范围：尿液外观1、2、3杯均清晰，镜检阴性。

临床意义：用于泌尿系感染患者，确定病变所在部位。第一杯阳性，提示尿道疾患；第二杯阳性，提示膀胱疾患；第三杯阳性提示肾脏疾变。

3.3.18 **尿沉渣检查**（OS或Mi）

检验方法：镜检

参考范围：红细胞0~1.0/HP；白细胞0~5.0/HP；上皮细胞少量（扁平及圆形上皮细胞）/HP；管型偶见透明管型/DP。

临床意义：红细胞增多见于肾小球肾炎、肾结石、肾结核、肾肿瘤等。白细胞增多表示泌尿系有化脓性炎症（尿路感染，前列腺炎、膀胱炎等）。上皮细胞增多表示有炎症反应，以不同类型上皮细胞常提示不同部位的炎症及损伤（尿路炎症、肾盂肾炎）。出现不同类型的管型表示肾脏不同程度的损害，见于各种类型的肾炎、肾病。

3.4 **尿液化学检查**

3.4.1 **尿液尿素测定**（尿液尿素氮）（U-urea或U-UN）

检验方法：酶法

参考范围：429.0~714.0mmol/L

临床意义：增高见于甲亢，大面积烧伤、创伤、上消化道出血。减少见于肾及肝功能障碍。

3.4.2 **尿液肌酐测定**（U-Cr）

参考范围：男124.0~230.0μmol/（kg·24h） 女98.0~176.0μmol/（kg·24h）

临床意义：增高见于破伤风、伤寒、慢性消耗性疾病、恶性肿瘤、皮肌炎。降低常见于肾功能不全、白血病、贫血、肌肉萎缩等。

3.4.3 **尿淀粉酶测定**（U－AMY 或 AMS）

检验方法：速率法或干化学法

参考范围：速率法 <490.0U/L；干化学法 <325.0U/L

临床意义：增高见于急性胰腺炎、胰管阻塞、胰头癌、胰腺损伤、流行性腮腺炎。

降低见于肝硬化、糖尿病。

3.4.4 **尿 γ－谷氨酰转移酶测定**（UGGT）

检验方法：酶速率法

参考范围：25.2 ±2.48U/g. Cr（以尿肌酐为准）

临床意义：增高见于急性炎症、肾病、肾病综合征、急性肾功衰竭、肾移植急性排异前等。降低见于肾实质性恶性肿瘤、慢性肾病等。

3.4.5 **尿碱性磷酸酶测定**（UALP）

检验方法：酶速率法

参考范围：4.24 ±1.62U/g. Cr（以尿肌酐为准）

临床意义：增高见于肾小球肾炎、肾梗塞、肾盂肾炎、肾癌、药物性肾损害、肾移植后排斥反应。

3.4.6 **尿胆碱酯酶测定**（UCHE）

检验方法：酶法

参考范围：0～12.0U/L

临床意义：增高见于肾小球肾受损出现不同程度的血尿时升高，如急性砷中毒、肾结石有血尿时、急性肾小球肾炎。

3.4.7 **尿钙测定**（U－Ca^{2+}）

检验方法：比色法

参考范围：2.5～7.5mmol/24h

临床意义：增高见于甲状旁腺机能亢进、肾小管性酸中毒、多发性骨髓瘤、肿瘤骨转移。降低见于甲状旁腺机能减退、慢性肾功能不全、维生素 D 缺乏、佝偻病。

3.4.8 **尿液蛋白测定**（U－TP）

检验方法：化学法

参考范围：0.15～0.40g/L

临床意义：增高见于肾炎、肾病、泌尿系统感染、心功能不全、各种传染病、败血症及肾病综合征、糖尿病、红斑狼疮、多发性骨髓瘤等。

3.5 **粪便检查**

3.5.1 **粪便常规检查**（Rt）

检验方法：显微镜法

参考范围：白细胞 0/HP　红细胞 偶见/HP

临床意义：镜检异常见于痢疾等肠道疾病，肠道、肛门出血（如结肠癌、痔疮可见到 RBC），肠道炎症、过敏可见 WBC。

3.5.2 **粪便潜血检查**（OB）

检验方法：纸条法

参考范围：阴性

临床意义：阳性见于消化道各种出血性疾病、胃肿瘤、某些血液病等。尤其对结肠癌如持续出现阳性有利于早期诊断。

3.5.3 **粪便查寄生虫卵、纤毛虫、鞭毛虫**

检验方法：镜检法

参考范围：阳性

临床意义：诊断寄生虫症、纤毛虫及鞭毛虫病等检查。

3.6 **糖类**

3.6.1 **血清葡萄糖测定**（GLU 或 BS）

检验方法：GOD 法

参考范围：3.9～6.1mmol/L　餐后 2 小时 <7.8mmol/L

临床意义：生理性增高见于情绪紧张，饭后 1 ~ 2 小时。病理性增高见于糖尿病、胰腺炎、内分泌疾患、颅内压增高等。

3. 6. 2　**葡萄糖耐量试验**（OGTT）

检验方法：GOD 法

参考范围：空腹 3. 9 ~ 6. 1mmol/L　60 分钟 6. 7 ~ 9. 4mmol/L　120 分钟 <7. 8mmol/L　180 分钟 3. 9 ~ 6. 1mmol/L。

临床意义：正常人口服葡萄糖后 2 小时达到正常水平，血糖 <7. 8mmol/L，尿糖定性均为阴性。糖尿病人空腹血糖超过正常（一般在 7. 0mmol/L 以上），服糖后两小时血糖 ≥11. 1mmol/L。尿糖定性出现不同程度的阳性。

糖耐量减低：空腹血糖 > 正常，但 <7. 0mmol/L，口服葡萄糖后两小时 <11. 1mmol/L，≥7. 8mmol/L。

3. 7　**蛋白质测定**

3. 7. 1　**血清总蛋白测定**（TP）

检验方法：双缩脲法

参考范围：成人 60. 0 ~ 83. 0g/L

临床意义：升高见于高热、休克、呕吐、腹泻等所致的高度脱水引起的血浆浓缩；合成增多见于多发性骨髓瘤。降低见于恶性肿瘤、重症结核、营养不良、肝硬化、肾病综合征、烧伤、失血等。

3. 7. 2　**血清白蛋白测定**（ALB）

检验方法：BCG 法

参考范围：35. 0 ~ 55. 0g/L

临床意义：增高、降低基本同总蛋白，但肝病、肾病特别明显。

3. 7. 3　**血清球蛋白测定**（GLB）

检验方法：计算法

参考范围：20. 0 ~ 30. 0g/L

临床意义：增高见于多种感染引起机体免疫反应增强，如急性传染病、结核、肝炎等；自身免疫性病（如风湿热、狼疮、硬皮病）、淋巴瘤、多发性骨髓瘤。降低见于先天性免疫缺陷的病人，先天性低球蛋白血症、肾上腺功能亢进等。

3.7.4　**血清白/球蛋白比值**（A/G）

检验方法：计算法

参考范围：1.5～2.5：1

临床意义：白/球比值小于1者常见于肾病综合征、慢性肝炎、肝硬化等。

3.7.5　**血浆纤维蛋白原测定**（FB）

检验方法：比浊法

参考范围：2.0～4.0g/L

临床意义：增高见于感染（肺炎、肾炎、胆囊炎等）、无菌性炎症（肾病综合征、风湿热、风湿性关节炎）恶性肿瘤、手术及放疗后等。降低见于严重肝病、DIC、大量失血、先天性纤维蛋白缺乏症等。

3.7.6　**糖化血红蛋白测定**（GHb）

检验方法：比色法

参考范围：占总Hb的7.0±0.9%

临床意义：GHb测定用于评定糖尿病控制程度。当糖尿病控制不佳时，GHb可超过正常2倍多。GHb测定能反映测定前1～2月内平均血糖水平，是反映糖尿病较长时间血糖控制水平的良好指标。

3.7.7　**前白蛋白测定**（pAB）

检验方法：比浊法

参考范围：250.0～400.0mg/L

临床意义：增高见于何杰金氏病、服避孕药和应用类固醇药物。减低见于营养不良、严重肝病、恶性肿瘤、炎症及肾脏疾病。

3.7.8 **肌钙蛋白T测定**（CTnT）

检验方法：ELA法

参考范围：阴性

临床意义：是诊断心肌梗死最有特异性和最灵敏的诊断标志物，心肌损伤4～6小时升高。

3.8 含氮代谢产物测定

3.8.1 **血清尿素测定**（尿素氮）（Urea、UN或BUN）

检验方法：脲酶法

参考范围：1.8～7.2mmol/L

临床意义：生理性增高见于高蛋白饮食。病理性增高：肾前性见于严重脱水或休克；肾性见于急慢性肾炎、肾功衰竭；肾后性见于输尿管及尿路结石、肿瘤、外伤、狭窄等。

3.8.2 **血清肌酐测定**（CR或Cr）

检验方法：苦味酸速率法

参考范围：男44.0～120.0μmol/L 女62.0～110.0μmol/L

临床意义：增高见于严重肾功不全、急慢性肾炎、尿潴留等肾有中度以上损害时增高，临床意义较大。降低见于贫血、肌萎缩、白血病等。

3.8.3 **血清尿酸测定**（UA）

检验方法：尿酸酶法

参考范围：男180.0～440.0μmol/L 女150.0～350.0μmol/L

临床意义：增高见于痛风、肾衰、恶性肿瘤、白血病、多发性骨髓瘤、子痫、铅中毒、重症肝炎等。降低见于恶性贫血、乳糜样腹泻及使用肾上腺皮质激素。

3.9 脂类测定

3.9.1 **血清总胆固醇测定**（TC或CHOL）

检验方法：酶法

参考范围：2.0～6.0mmol/L

临床意义：增高见于原发性高胆固醇血症、动脉粥样硬化、糖尿病、甲状腺功能减退、肾病综合征。减低见于甲状腺功能亢进、营养不良、慢性消耗性疾病、严重肝病等。

3.9.2　**血清甘油三酯测定**（TG 或 TRIG）

检验方法：酶法

参考范围：0.2～2.0mmol/L

临床意义：增高可因遗传因素、饮食因素或继发于某些疾病如糖尿病、肾病、原发性高脂血症、肥胖症等。降低见于甲亢、肾上腺功能降低、脂蛋白缺乏等。

3.9.3　**血清高密度脂蛋白胆固醇测定**（HDL－C）

检验方法：酶法

参考范围：0.77～1.75mmol/L

临床意义：增高见于长期体力活动及饮酒后。降低见于冠心病、脑血管病、高甘油三酯血症、糖尿病、肝炎及肝硬化等。

3.9.4　**血清载脂蛋白 A_1 测定**（$APOA_1$）

检验方法：免疫比浊法

参考范围：1.156±0.146g/L

临床意义：$APOA_1$是高密度脂蛋白的主要结构蛋白，是反映HDL－C 水平最好的指标之一。降低常见于高脂血症、冠心病及肝实质性病变。

3.9.5　**血清载脂蛋白 B 测定**（APOB）

检验方法：免疫比浊法

参考范围：1.0g/L

临床意义：主要代表低密度脂蛋白胆固醇水平，增高见于高脂血症、冠心病及银屑病。降低常见于肝实质性病变。

3.10　无机离子测定

3.10.1　**血清钾测定**（K^+）

检验方法：离子选择电极

参考范围：3. 5 ~ 5. 3mmol/L

临床意义：增高见于急慢性肾功能障碍、肾上腺皮质功能减退、休克、组织挤压伤、重度溶血等。降低见于严重腹泻、呕吐、急性肾衰多尿期、肾上腺功能亢进、原发性醛固酮增多症及长期应用皮质激素等。

3. 10. 2　**血清钠测定**（Na^{+}）

检验方法：离子选择电极

参考范围：135. 0 ~ 145. 0mmol/L

临床意义：增高见于严重脱水、肾上腺功能亢进、潴钠性水肿（心衰、肾病、肝硬化等），因脑外伤、脑血管意外等引起的脑性高钠血症等。降低见于胃肠失钠（呕吐、腹泻等）、肾脏失钠（肾上腺皮质功能不全、肾盂肾炎等）、抗利尿激素过多、大面积皮肤灼伤、大量出汗引起皮肤失钠、糖尿病等。

3. 10. 3　**血清氯测定**（Cl^{-}）

检验方法：离子选择电极

参考范围：95. 0 ~ 109. 0mmol/L

临床意义：增高见于高钠血症、高氯性代谢性酸中毒、失水大于失盐时相对增高等。降低见于低钠血症、严重呕吐、腹泻、大量消化液丢失、阿狄森氏病、抗利尿激素过多等。

3. 10. 4　**血清钙测定**（Ca^{2+}）

检验方法：比色法

参考范围：成人 2. 08 ~ 2. 6mmol/L　儿童 2. 23 ~ 2. 8mmol/L

临床意义：增高见于甲状旁腺机能亢进、骨肿瘤、多发性骨髓瘤、维生素 D 摄入过量、阿狄森氏病等。降低见于甲状旁腺功能减退、生素 D 缺乏、慢性肾炎、尿毒症、佝偻病、吸收不良、大量输血后等。

3. 10. 5　**血清无机磷测定**（PHOS）

检验方法：比色法

参考范围：成人 0.8 ~1.6mmol/L 儿童 1.5 ~2.0mmol/L

临床意义：增高见于甲状旁腺功能减退、急慢性肾功能不全、维生素 D 摄入过多、多发性骨髓瘤及骨折愈合期等。降低见于甲状旁腺功能亢进、佝偻病、脂肪泻、肾小管病变、糖尿病。

3.10.6 **血清镁测定**（Mg^{2+}）

检验方法：比色法

参考范围：0.7 ~1.2mmol/L

临床意义：增高见于急慢性肾功能不全、甲状腺机能减退、多发性骨髓瘤、甲状旁腺机能减退等。降低见于长期禁食、吸收不良、慢性腹泻、慢性肾炎多尿期、甲状腺机能亢进、甲状旁腺机能亢进等。

3.10.7 **血清铁测定**（Fe）

检验方法：比色法

参考范围：男 10.7 ~26.9μmol/L 女 9.0 ~23.3μmol/L

临床意义：增高见于溶血性贫血、再生障碍性贫血、恶性肿瘤、慢性失血等。

3.10.8 **血清锌测定**（Zn）

检验方法：比色法

参考范围：11.6 ~23.0μmol/L

临床意义：增高多见于工业污染引起的急性锌中毒、嗜酸性粒细胞增多症、甲状腺机能亢进等。降低见于儿童缺锌、恶性贫血、胃肠吸收障碍、酒精中毒性肝硬变、肺癌、心梗、慢性感染、营养不良、妊娠、肾病综合征、慢性肾衰等。儿童缺锌可致食欲不振、嗜睡、发育停止。

3.11 **血气及酸碱分析**

3.11.1 **血液酸碱度分析**（pH）

检验方法：电极法

参考范围：7.35～7.45

临床意义：pH＜7.35为机体酸中毒，pH＞7.45为机体碱中毒，代谢性或呼吸性疾病可导致pH变化。

3.11.2 **动脉血二氧化碳分压测定**（PCO_2或$PaCO_2$）

检验方法：电极法

参考范围：35.0～45.0mmHg（4.65～5.98kPa）

临床意义：升高见于肺通气不足、代谢性碱中毒或呼吸性酸中毒，如肺心病。降低见于通气过度、代谢性酸中毒或呼吸性碱中毒。

3.11.3 **动脉血氧分压测定**（PO_2或PaO_2）

检验方法：电极法

参考范围：80.0～100.0mmHg（10.6～13.3kPa）

临床意义：各种肺部疾病均可使之降低，可用来判断缺氧程度。增高见于血液浓缩和真性红细胞增多症。降低见于心肺疾病、肺部肿瘤、贫血等。

3.11.4 **剩余碱测定**（BE）

检验方法：计算法

参考范围：成人－3～＋3mmol/L　均值为0mmol/L

临床意义：增高见于代谢性碱中毒，降低见于代谢性酸中毒。

3.11.5 **细胞外液剩余碱测定**（BEecf）

检验方法：计算法

参考范围：0±3mmol/L

临床意义：增高见于慢性呼吸性酸中毒、慢性代谢性碱中毒；降低见于慢性呼吸性碱中毒、急慢性代谢性酸中毒（Hb：6g%时BE为BEecf）。

3.11.6 **缓冲碱测定**（BB）

检验方法：计算法

参考范围：46.0～50.0mmol/L

临床意义：增高见于代谢性碱中毒，降低见于代谢性酸中毒。若血浆实际碳酸氢盐（AB）正常，有可能为贫血或低蛋白血症。

3.11.7 **碳酸氢根测定**（HCO_3^-）（AB）

检验方法：仪器法

参考范围：22.0～28.0mmol/L 均值24.0mmol/L

临床意义：增高见于代谢性碱中毒（未代偿），呼吸性酸中毒，即AB与SB均升高。降低见于代谢性酸中毒（未代偿），呼吸性碱中毒，AB与SB均低，AB＞SB为呼吸性酸中毒，反之为呼吸性碱中毒。

3.11.8 **标准碳酸氢根**（St. HCO_3）（ST或SB）

检验方法：计算法

参考范围：22.0～25.0mmol/L 均值23mmol/L

临床意义：增高见于代谢性碱中毒。降低见于代谢性酸中毒，应结合pH、AB等综合性分析。

3.11.9 **标准pH值测定**（St. pH）

检验方法：计算法

参考范围：7.3～7.4

临床意义：本值为体温37℃，PCO_2 =40mmHg时的pH值。

3.11.10 **总二氧化碳含量测定**（TCO_2）

检验方法：计算法

参考范围：22.0～32.0mmol/L 均值28mmol/L

临床意义：增高见于呼吸性酸中毒、代谢性碱中毒。降低见于代谢性酸中毒、呼吸性碱中毒。

3.11.11 **动脉血氧饱和度测定**（O_2Sat或SaO_2）

检验方法：计算法

参考范围：90% ~100%

临床意义：<90%为呼吸衰竭，<80%为严重缺氧，可协助鉴别低血氧症。

3.11.12 **动脉血氧含量测定**（O_2CONT 或 O_2CT）

检验方法：血气分析

参考范围：0.15 ~0.22Vol %

临床意义：为判断呼吸功能及缺氧程度的指标，减少见于心、肺功能不全，低色素贫血等。

3.11.13 **肺泡动脉氧分压差测定**（$AaDO_2$）

检验方法：计算法

参考范围：<30mmHg（<4kPa）

临床意义：增大时反映肺部瘀血和肺气肿、肺功能减退，是反映预后的指标。

3.11.14 **血清碳酸氢根测定或二氧化碳结合力**（HCO_3^-或 CO_2 - CP）

检验方法：酶法或滴定法

参考范围：20.0 ~30.0mmol/L

临床意义：增高见于代谢性碱中毒（呕吐、缺钾、服碱性药物过多、肾上腺皮质功能亢进）、呼吸性酸中毒（肺气肿、气胸、呼吸中枢抑制、呼吸道阻塞等）。减低见于代谢性酸中毒（糖尿病、肾功衰竭、严重腹泻、服酸性药物过多等）、呼吸性碱中毒（呼吸加快及呼吸中枢兴奋）。

3.11.15 **阴离子间隙测定**（AG）

检验方法：计算法

参考范围：7.0 ~16.0mmol/L

临床意义：增高见于酮症酸中毒、乳酸中毒及肾功能不全等。减低可见于低蛋白血症、代谢性碱中毒、高镁血症、高钙血症及多发性骨髓瘤。

3.12 酶类测定

3.12.1 血清乳酸脱氢酶测定（LDH 或 LD）

检验方法：速率法

参考范围：115.0~220.0U/L

临床意义：急性心梗后 12~48 小时开始增高，8~9 天恢复正常。另外肝脏疾病、恶性肿瘤、肾脏疾病、肌病也可升高。

3.12.2 血清 α-羟丁酸脱氢酶测定（α-HBDH）

检验方法：速率法

参考范围：72.0~182.0U/L

临床意义：急性心梗诊断指标，与 LDH 大致相同，增高可维持 2 周左右。另外，营养不良及维生素 B_{12}、叶酸缺乏可增高。

3.12.3 血清淀粉酶测定（AMY 或 AMS）

检验方法：速率法

参考范围：25.0~125.0U/L

临床意义：增高见于急慢性胰腺炎、胰腺癌、胆道疾病、肠梗阻、腮腺炎、唾液腺炎、巨淀粉酶血症等。降低见于坏死性胰腺炎、肝病等。

3.12.4 血清胆碱酯酶测定（CHE）

检验方法：速率法

参考范围：4300.0~10500.0U/L

临床意义：增高见于脂肪肝、肾脏疾变、肥胖症等。降低见于有机磷中毒、肝病、消化道肿瘤、重度结核等（CHE 是协助有机磷中毒诊断及预后估计的重要手段）。

3.12.5 血清单胺氧化酶测定（MAO）

检验方法：比色法

参考范围：12.0~40.0U

临床意义：主要用于诊断肝硬化。肝硬化时此酶升高。严重肝坏死、慢性活动性肝炎、甲亢、糖尿病也可增高。

3.12.6 血清肌酸激酶同工酶测定（CKMB）

检验方法：酶联免疫抑制法

参考范围：0～24.0U/L

临床意义：增高见于急性心梗、胸痛发作后酶活力上升，12～24小时达到高峰，48～72小时恢复正常。半数以上肌营养不良者亦增高。

3.13 精液检验

精液常规包括精液量、颜色、黏稠度、是否液化及液化时间，镜检包括精子计数、活动力、活动率、形态、细胞情况。正常精液为灰白色，偶有浅黄色，黏稠，量约2.0～10.0ml。30分钟内自行液化（37℃），液化延长或不液化均影响生育能力，精液pH正常值为7.2～8.9（平均7.8），pH值增高示有炎症，精子碱性环境活动增强。在排精30～60分钟内应有60%以上活动精子。

3.13.1 精子活动力分级

0级：无活动力，加温后仍不活动；Ⅰ级活动力不良，精子原地打转，运动迟缓；Ⅱ级活动力较好，但活动方向不明确，不呈直线运动也不活泼；Ⅲ级：活动力为中速运动；Ⅳ级：活动力良好，为快速直线运动，很快超出一个视野，运动活泼。

3.13.2 精子计数

正常值：（10.0～130.0）$\times 10^9$/L

临床意义：精子计数低，生育机会减少。

3.13.3 精液细胞

正常：WBC＜5个/HP；RBC偶见/HP。

临床意义：白细胞增多常见于前列腺炎、精囊炎及结核。红细胞增多见于精囊结核、前列腺炎。

3.14 前列腺液检查

3.14.1 前列腺液常规

检验方法：镜检

参考范围：量约数滴至 lml

临床意义：正常情况下前列腺液为淡乳白色稀薄液体。前列腺炎时排泄量增加。

3.14.2　**卵磷脂小体检查**（磷脂体）

检验方法：镜检

参考范围：量多且满视野均匀分布/HP

临床意义：前列腺炎时卵磷脂小体分布不均，数量减少或消失。

3.14.3　**淀粉样体检查**

检验方法：镜检

参考范围：少见（老年人易见）

临床意义：与疾病无关

3.14.4　**白细胞检查**（WBC）

检验方法：镜检

参考范围：<10 个/HP

临床意义：前列腺炎时白细胞增多，可成堆出现。

3.14.5　**红细胞检查**（RBC）

检验方法：镜检

参考范围：极少见

临床意义：前列腺炎时红细胞增加，但按摩过重也可出现多量红细胞。

3.14.6　**精子检查**

检验方法：镜检

参考范围：偶见

临床意义：与疾病无关

3.15　**肝炎指标测定**

3.15.1　**甲型肝炎病毒抗体测定**（HAV－IgM/IgG）

检验方法：RIA 法

参考范围：阴性

临床意义：IgM 抗体阳性表示急性 HAV 感染，IgG 抗体阳性示既往感染。

3.15.2　**乙型肝炎表面抗原测定**（HBsAg）

检验方法：RIA 法

参考范围：阴性（<1μg/ml）

临床意义：HBsAg、HBV 感染、携带者，活动性和迁延性肝炎可呈阳性。

3.15.3　**乙型肝炎表面抗体测定**（HBsAb 或抗 - HBs）

检验方法：RIA 法

参考范围：阴性（<15mIU/ml）

临床意义：抗 HBS 阳性见于乙肝恢复期或康复期，接种乙肝疫苗或隐性感染。

3.15.4　**乙型肝炎 e 抗原测定**（HBeAg）

检验方法：RIA 法

参考范围：阴性（<0.5/NCU/ml）

临床意义：HBeAg 阳性见于急性乙肝、慢性乙肝活动期、重症肝炎。乙肝病毒携带者阳性示乙肝病毒体内复制，有传染性。

3.15.5　**乙型肝炎 e 抗体测定**（HBeAb 或抗 - HBe）

检验方法：RIA 法

参考范围：阴性（3NCU/ml）

临床意义：乙肝抗 - HBe 阳性提示病情稳定，预后良好。长期 HBeAb 阳性提示易诱发肝癌。

3.15.6　**乙型肝炎核心抗体测定**（HBcAb 或抗 - HBc）

检验方法：RIA 法

参考范围：阴性（3NCU/ml）

临床意义：抗 - HBc 阳性见于乙肝恢复或康复期、窗口期、隐性感染。

3.15.7　**丙型肝炎抗体测定**（抗 - HCV）

检验方法：RIA 法

参考范围：阴性

临床意义：阳性见于丙型肝炎病毒感染。

3.15.8　**戊型肝炎抗体测定**（HEV 抗体）

检验方法：RIA 法

参考范围：阴性

临床意义：阳性见于戊型肝炎病毒感染。

3.16　**甲状腺指标测定**

3.16.1　**血清游离甲状腺素测定**（FT_4）

检验方法：RIA 法

参考范围：8.56 ~25.60pmol/L

临床意义：增高主要见于甲亢、亚急性甲状腺炎早期，妊娠及应用雌激素时也易增高。降低主要见于甲减、肾病、严重肝病、甲状腺次全切、地甲病、应用雄激素时可降低。

3.16.2　**血清游离三碘甲状腺原氨酸测定**（FT_3）

检验方法：RIA 法

参考范围：3.18 ~9.22pmol/L

临床意义：增高见于甲亢、缺碘性甲状腺肿、甲状腺球蛋增高。降低见于甲低、甲状腺球蛋白减少，严重肝病。

3.16.3　**血清反三碘甲状腺原氨酸测定**（rT_3）

检验方法：RIA 法

参考范围：0.20 ~0.64ng/ml

临床意义：增高见于甲亢及慢性肝病、肝硬化、肾功衰竭、糖尿病等发生低 T_3 综合征时。减低见于甲状腺机能低下。

3.16.4　**甲状腺微粒体抗体测定**（TMAb）

检验方法：RIA 法

参考范围：<20%

临床意义：增高见于甲状腺炎（桥－本氏）、原发性甲状腺机能减退、突眼性甲状腺肿。恶性贫血、阿狭森氏病、重症肌无力、肝病、糖尿病也会出现阳性。

3.16.5　**血清促甲状腺激素测定**（TSH）

检验方法：RIA

参考范围：<10μIU/L

临床意义：增高见于原发性甲状腺功能低下、单纯性甲状腺肿，地方性缺碘性甲状腺肿等。降低见于垂体机能减退，甲状腺机能亢进。

3.16.6　**甲状腺球蛋白抗测定体**（TCAb）

检验方法：RIA 法

参考范围：<30%

临床意义：大体同 TMAb 抗体。

3.17　**下丘脑－垂体－性腺轴激素测定**

3.17.1　**血清雌二醇测定**（E_2）

检验方法：RIA 法

参考范围：男成人 12.4 ~ 99.2pg/ml　女成人 10.9 ~ 338.5pg/ml

临床意义：增高见于女性性早熟、卵巢肿瘤；男性乳房发育、严重肝硬化等。降低见于原发性闭经，女性性幼稚、垂体前叶功能减退、卵巢炎症等。

3.17.2　**血清孕酮测定**（P）

检验方法：RIA 法

参考范围：女滤泡期 0.1 ~ 31.0ng/ml，黄体期 2.4 ~ 3.5ng/ml，绝经期 0.1 ~ 1.5ng/ml；男 0.1 ~ 2.68ng/ml

临床意义：增高见于正常妇女月经周期中，黄体期最高、卵泡期最低。正常妊娠、双胎及多胎妊娠。妊娠毒血症、先兆子痫、葡萄胎及原发性高血压时也会升高。降低见于黄体功能不全、先兆流产、宫外孕、早产、闭经、不孕症、甲状腺功能严重失调等。

3.17.3　**血清睾酮测定**（T）

检验方法：RIA 法

参考范围：男成人 3.9～17.6ng/ml，青春期前 0～0.7ng/ml；女成人 0.2～2.4ng/ml，青春期前 0～0.36ng/ml

临床意义：增高见于男性甲亢、男性性早熟，女性患男性化肿瘤、XYY 女性、多囊卵巢综合征。降低见于性机能减退、垂体功能减退、睾丸发育不全或功能低下。

3.17.4　**血清人绒毛膜促性腺激素测定**（HCG）

检验方法：RIA 法

参考范围：＜120mIU/ml

临床意义：增高见于早期妊娠、绒癌、宫外孕、葡萄胎等。

3.17.5　**血清促卵泡成熟激素测定**（FSH）

检验方法：RIA

参考范围：女 2.5～15.0mIU/ml，滤泡早期 3.5～10.0mIU/ml，黄体期 3.0～9.0mIU/ml，绝经期 14.0～120.0mIU/ml；男 2.0～12.0mIU/ml

临床意义：增高：睾丸精原细胞瘤、Klinefelter 综合征、肾上腺皮质激素治疗、原发性闭经、原发性性腺功能瓣。减低：雌激素治疗、孕酮治疗、席汉氏综合征、继发性性腺功能减退等。

3.17.6　**血清垂体泌乳素测定**（PRL）

检验方法：RIA

参考范围：女 170.0～540.0μIU/L　男 110.0～510.0μIU/L

临床意义：增高见于下丘脑病变、转移瘤、甲亢、闭经、特发性溢乳症等。降低见于垂体前叶功能减退、单一性泌乳素分泌缺乏等。

3.17.7 **血清促黄体生成激素测定**（LH）

检验方法：RIA 法

参考范围：女 6 ~ 217.0mIU/ml，滤泡期 2.0 ~ 30.0mIU/ml，黄体期 0 ~ 20.0mIU/ml，排卵高峰期 40 ~ 200mIU/ml；男 5.0 ~ 30.0mIU/ml

临床意义：与促卵泡成熟激素协同排卵。本试验主要用于研究下丘脑 - 垂体 - 性腺轴功能状态、判断卵巢功能早衰和性腺发育不全。

3.18 **肝功能测定**

3.18.1 **血氨测定**（NH_3）

检验方法：酶法

参考范围：<7.4μmol/L

临床意义：肝昏迷、肝功衰竭时增加。

3.18.2 **血清总胆红素测定**（TBIL）

检验方法：J - G 氏法

参考范围：2.0 ~ 19.0μmol/L

临床意义：增高见于常见于肝胆疾病。肝外疾病如溶血性黄疸、新生儿黄疸、胆石症、胰头癌、输血错误等。降低见于再生障碍性贫血。

3.18.3 **血清直接胆红素测定**（DBIL）

检验方法：J - G 氏法

参考范围：0 ~ 7.0μmol/L

临床意义：增高见于阻塞性黄疸、肝癌、胰头癌、胆石症等。

3.18.4 **血清间接胆红素测定**（IBIL）

检验方法：计算法

参考范围：1.70 ~ 12.0μmol/L

临床意义：增高见于溶血性黄疸、新生儿黄疸、胆石症、血型错误的输血反应。

3.19　肾功能测定

内生肌酐清除值（ml/min）

内生肌酐清除值（ml/min）＝尿肌酐（μmol/L）÷血肌酐（μmol/L）×每分钟尿量（ml）×1.73÷体表面积（m^2）

参考范围：男 105±20ml/min　女 95±20ml/min

临床意义：降低见于急慢性肾小球损害、肾血流减少、肾小管损害等。增高意义不大，可见于甲状腺机能减退、肾性高血压及剧烈运动等。

通过测定血和尿液中的肌酐含量，来计算 24 小时后或每分钟血液中肌酐被肾脏清除的量，与正常人内生肌酐清除值相比较求得内生肌酐清除率。内生肌酐清除率是判断肾小球滤过功能损害的敏感指标。

参考资料：纪膑，窦京林主编．如何阅读临床检验报告［M］．北京：军事医学科学出版社，2002．等

4　饮食基本参数

4.1　食物三大能量营养素能量换算公式

1 克蛋白质提供 4 千卡能量。

1 克脂肪提供 9 千卡能量。

1 克碳水化合物提供 4 千卡能量。

注：1 千卡＝4.184 千焦耳＝0.00418 兆焦耳。“焦耳”可简称为“焦”。

4.2　成人每人每天能量需要量参数（千卡/千克理想体重）

体型	体力活动		
	轻	中	重
消瘦	35	40	40～45
正常	30	35	40
肥胖	20～25	30	35

4.3　理想体重计算公式

理想体重（千克）=身高（厘米）－105

实际体重在理想体重±10%以内为正常，与理想体重相比，<20%为消瘦，>20为肥胖。

举例来说，一位体重正常的中年男性，从事轻体力劳动，经计算标准体重为60千克，他每天所需能量为：60×30=1800千卡。

4.4　常用食物能量参数(100克可食部所含能量“千卡”数)

食物	能量	食物	能量	食物	能量	食物	能量
棕榈油	900	胡麻油	900	橄榄油	899	椰子油	899
棉籽油	899	花生油	899	豆油	899	菜子油	899
葵花籽油	899	芝麻油	898	色拉油	898	牛油（炼）	898
猪油（炼）	898	玉米油	895	黄油	898	奶油	879
干核桃	627	炒花生	589	芝麻酱	618	腊肠	584
方便面	472	巧克力	586	肥猪肉	807	猪脖肉	577
全蛋粉	545	香肠	508	饼干	433	冬瓜	11
油菜	23	海带	12	番茄	13	豆浆	14
大白菜	17	黄瓜	15	茄子	21	蘑菇	23
葡萄	43	牛奶	51	啤酒	31~32	梨	44
柑橘	51	香蕉	91	桃酥	481	生葵花籽	597
全脂加糖奶粉	490						

4.5 蛋白质含量参数(100克可食部所含蛋白质“克”数)

食物	蛋白质	食物	蛋白质	食物	蛋白质	食物	蛋白质
干鱿鱼	60.0	干扇贝	55.6	干海参	50.2	鱼片干	46.1
牛肉干	45.6	腐竹	44.6	豆腐皮	44.6	鸡蛋粉	43.4
小麦胚粉	36.4	黄豆	35.0	虾皮	30.7	扒鸡	29.6
羊肉干	28.2	生花生仁	24.8	炸蚕豆	26.7	香肠	24.1
熟羊肉	23.2	猪肉松	23.4	咸鲅鱼	23.3	腊肠	22.0
绿豆	21.6	瘦驴肉	21.5	草虾	21.2	熟猪肘棒	21.3
藕粉	0.1	苹果	0.2~0.3	啤酒	0.3	冬瓜	0.4
蜂蜜	0.4	哈密瓜	0.5	淀粉	0.5	粉条	0.5
南瓜	0.7	芸豆	0.8	丝瓜	1.0	鲜枣	1.1
茭白	1.2	山药	1.9	马铃薯	2.0		

4.6 脂肪含量参数（100克可食部所含脂肪“克”数）

食物	脂肪	食物	脂肪	食物	脂肪	食物	脂肪
棕榈油	100.0	胡麻油	100.0	橄榄油	99.9	椰子油	99.9
花生油	99.9	豆油	99.9	菜子油	99.9	色拉油	99.8
芝麻油	99.7	炼猪油	99.7	玉米油	99.2	黄油	98.0
奶油	97.0	酥油	94.4	猪肉（脖）	60.5	干核桃	58.8
鸡蛋黄粉	55.1	花生酱	53.0	芝麻酱	52.7	猪肉腊肠	48.3
炒花生	48.0	羊肉干	46.7	黑芝麻	46.1	巧克力	40.1
牛肉干	40.0	白芝麻	39.6	全蛋粉	36.2	咸肉	36.0
肥肉鸡	35.4	猪后肘肉	28.0	火腿	27.4	熟盐水鸭	26.1
猪前肘肉	22.9	面粉类	0.1	豆汁	0.1	粉条	0.1
面条	0.1	藕粉	0.1	黄瓜	0.1	西瓜	0.1
梨	0.1	鸡蛋白	0.1	水发海参	0.1	草菇	0.2
豆角	0.2	豆浆	0.7	面条	0.7	大米	0.8
馒头	1.1	富强小麦粉	1.1	绿豆	0.8		

4.7　碳水化合物含量参数（100 克可食部含碳水化合物“克”数）

食物	碳水化合物	食物	碳水化合物	食物	碳水化合物	食物	碳水化合物
白砂糖	99.9	红糖	96.6	藕粉	93.0	淀粉	85.8
粉条	84.2	煎饼	83.8	葡萄干	83.4	玉米面	75.2
大枣	81.1	白薯粉	80.9	牛奶饼干	80.3	稻米	77.9
小米面	77.7	马铃薯粉	77.4	蜂蜜	75.6	青稞	75.0
高粱米	74.7	小麦粉	73.6				

4.8　胆固醇含量参数（100 克可食部含胆固醇“毫克”数）

食物	胆固醇	食物	胆固醇	食物	胆固醇	食物	胆固醇
猪脑	2571	鸡蛋粉	2251	鸡蛋黄	1510	鹅蛋	704
鸡蛋	585	鸭蛋	565	虾米	525	鹌鹑蛋	515
鸡肝	476	虾皮	428	猪肾	354	羊肝	349
羊肺	319	猪肝	288	鹅肝	285	草虾	264
乌贼	268	河蟹	267	鲍鱼	242	酥油	227
扒鸡	211	奶油	209	对虾	193	猪蹄	192
猪小肠	183	鸡血	170	牛肉松	169	黄姑鱼	166
羊肉干	166	鲇鱼	163	鸡腿	162	猪舌	158
鹌鹑	157	蚕蛹	155	肯德基炸鸡	198	猪小排	146
豆奶	5	海蜇皮	8	酸奶	15	牛奶	15
鲜羊奶	31	水发海参	50	圆火腿	54	牛后腱肉	54
猪里脊肉	55	瘦牛肉	58	兔肉	59	瘦羊肉	60
狗肉	62	蟹肉	65	瘦驴肉	74	鲅鱼	75
带鱼	76	瘦猪肉	81	马肉	84	鲤鱼	84
草鱼	86	黄花鱼	86	鲈鱼	86	鸡肉松	81

参考资料：杨月欣主编．食物营养宝典［M］．北京：科学出版社，2009.

4.9　盐

4.9.1　食盐推荐摄入量参数

人均日食盐推荐摄入量为 5 克。我国居民食盐摄入普遍偏高，特别是北方地区居民每天食盐摄入高达 12～15 克。

4.9.2　常见高盐食物含盐量参数

每 100 克常见高盐食物含盐量为：酱油 14.8 克；黄酱 9.2 克；郫县辣酱 14.5；甜面酱 5.4 克；各种咸菜 8.51～8 克；香肠、辣肠、小肚等熟肉制品 2.1～3.8 克。

人们每天膳食中天然盐含量约为 2～3 克。实际上我们烹调时加入的盐，功能仅是调味，刺激食欲，以助人体摄入足够的各类营养。从健康角度出发，每人每天只能再加 2～3 克盐（包括盐、酱油、酱、咸菜等所含的盐）。

4.9.3　低钠盐参数

低钠盐中只含 65% 的低钠盐钠，其他成分为 25% 的低钠盐钾和 10% 的硫酸镁。低钠盐与普通食盐口味相似，但钠的含量明显减少，而且钾和镁还具有将降低血压的作用。研究发现，吃低钠盐者 1 年后比吃普通盐者的收缩压平均降低 5.4mmHg。

参考资料：健康报，2004.11.21，2007.5.17.

4.9.4　盐与血压的关系参数

每天多吃 2 克盐，血压会增高 2/1.2mmHg。一般规律是摄盐量越少，高血压病患病率越低。撒哈拉沙漠南部的土著人几乎不吃盐，很少发现有高血压病患者。

参考资料：健康报，2004.11.26，2007.

4.10　油

4.10.1　脂肪摄入量参数

中国营养协会推荐的每日脂肪摄入量为：不超过膳食总量的 30%。比较简单的计算方法为：成人每日每千克体重摄入 1 克以下脂肪基本适宜，包括全部主食、副食的含有总量。

4.10.2　脂肪的分类与功能

饱和脂肪：常见的饱和脂肪有肥肉（猪、牛、羊）、奶油、棕榈油、椰子油等。长期过量食用饱和脂肪，可造成血清胆固醇升高及动脉硬化。

不饱和脂肪：分为ω-3脂肪酸、ω-6脂肪酸、ω-9脂肪酸。其中ω-3脂肪酸、ω-6脂肪酸为必需脂肪酸，既不能用人工方法合成，又不能在人体内合成，必须依靠从食物中获取。ω-3脂肪酸是生命的核心物质，参与体内磷脂的合成与代谢，是维系人类进化和身体健康的重要物质。ω-3脂肪酸在人体内的代谢母体是α-亚麻酸（学名为十八碳三烯酸），其中间代谢产物EPA和DHA对人体健康和智力发育具有极其重要的作用。但ω-3脂肪酸在人类食物结构含量中较少，必须予以补充。

4.10.3　常见植物油的脂肪酸组成（%）

油脂名称	ω-3脂肪酸	ω-6脂肪酸	ω-9脂肪酸（1）
花生油	0~3	30~40	30~40
亚麻籽油	40~61	10~15	15~20
菜籽油	5~8	10~20	45~60
大豆油	4~6	50~60	20~25
核桃油	6~8	55~65	15~20
麦胚油	4~7	50~65	18~25
茶籽油	1~3	5~10	75~86
橄榄油	1~3	10~15	68~75
棕榈油	0~1	15~20	35~45
芝麻油	1~3	45~50	35~40
米糠油	1~2	30~40	40~50
棉籽油	0~1	55~60	15~20
玉米胚芽油	1~3	60~65	20~25
葵花籽油	0~1	65~70	18~22
红花油	0~1	75~85	8~10

参考资料：健康报，2007.03.02

4.10.4 反式脂肪参数

所谓反式脂肪，也称人造黄油、氢化植物油或起酥油，是由液态植物油经氢化处理后形成的一种固态或半固态脂肪。与一般植物油相比，它具有耐高温、不易变质、价格相对便宜等优点，故很多餐饮业者都愿意用它来制作饼干、面包、蛋糕和炸薯条等食品。

美国哈佛医学院经过长达8年的研究后发现，人体摄入的反式脂肪需要51天才能被分解排泄出体外。长期摄入反式脂肪，会导致可促使血管堵塞的坏胆固醇——低密度脂蛋白（LDL－C）水平升高，使防止动脉硬化的好胆固醇——高密度脂蛋白（HDL－C）水平降低，从而使腹型肥胖、动脉硬化、冠心病、代谢综合征等慢性病成倍增加。

如果一个人每天摄入5克反式脂肪，其心脏病发病率会增加25%；如果每天摄入超过10克，9年内平均腰围增加7厘米、体重增加6～7千克。那么，每人每天摄入多少反式脂肪合适呢？世界卫生组织给出的建议是：平均每人每天不超过2克。

参考资料：健康报，2008.07.21.

4.11 矿物质

4.11.1 人体中矿物质的含量参数

迄今发现的自然界中的化学元素有115种，天然存在的有92种，在人体中可以检测出81种。人体中矿物质的含量占人体总重量的4%～5%。

4.11.2 微量元素参数

是指在人体内含量甚微，总量占人体总重量0.01%以下，每日需要量从几微克到几毫克的矿物元素。主要包括铁、铜、碘、锌、锰、硒、氟、钴、钼、铬十种。

4.11.3 常量元素参数

是指在体内含量较多（占人体矿物质总量的60%～70%），

总量占人体总重的0.01%以上，每日膳食的需要量在十分之几克到1克以上的矿物质。主要包括钙、镁、钾、钠、硫、磷、氯7种。

4.11.4 **必需元素参数**

指人体生命活动和正常生理功能不可或缺的元素，生命必需元素有17种，包括7个常量元素和10个微量元素。

4.11.5 **非必需元素参数**

目前研究尚未得到证实对维持人体正常生命功能比不可减少的元素。有硅、镍、硼、矾4种。

4.11.6 **有毒元素参数**

有些元素不但对健康无益，反而有害。这类元素叫有毒元素。有铅、镉、汞、砷、铝、锡、锂等。

4.11.7 **常量元素每日推荐量参数**

钙800~1000mg；磷700mg；镁350~450mg；钾2000~2500mg；钠1800~2200mg；氯2800~3400mg。

4.11.8 **微量元素每日推荐量参数**

铁18~75mg；铜2mg；硒50μg；碘0.15~1mg；锌15~30mg；锰2.5~5.0mg；氟1.5mg。

参考资料：健康报，2007.07.13.

4.12 **孕妇补钙每日推荐量参数**

一个成熟胎儿体内约含钙30克。考虑到孕、早、中晚期，胎儿日均钙积累量分别为7mg、110mg和350mg，加上母体代谢平均对钙的需要量为300mg/日，以及人体对钙的吸收量为30%，因此，2000年《中国居民膳食营养素参考摄入量》对孕妇钙的推荐值为：孕中期妇女1000mg/日，孕晚期为1200mg/日。

4.13 **常见食物中钙含量**（mg/100g）

牛奶104；干酪799；蛋黄112；大米13；海带348；瘦猪肉6；瘦牛肉9；瘦羊肉9；干豌豆67；花生仁284；荠菜294；苜

蓿713；油菜108；大白菜45；鸡肉9；蚌肉190；大豆191；豆腐164；黑豆24；青豆200；木耳247；枣80；虾皮991。

参考资料：健康报，2007.04.16

4.14　每天需要维生素参数

4.14.1　维生素A和胡萝卜素推荐摄入量参数

1～13岁儿童500～700μg视黄醇当量/天；14岁及14岁以上700～800μg视黄醇当量/天；孕妇800～900μg视黄醇当量/天；乳母1200μg视黄醇当量/天。

维生素A在牛肝、羊肝、鸡肝、鹅肝、猪肝、鸭肝及各种蛋类的蛋黄中含量较高。胡萝卜素在胡萝卜、西兰花、红薯、南瓜、杏及芒果中含量丰富。

4.14.2　维生素C推荐摄入量参数

1～3岁60mg/天；4～13岁70～90mg/天；14岁及14岁以上100mg/天；孕妇、乳母100～130mg/天。

维生素C主要存在于柿子椒、番茄、菜花及各种深色叶菜和野菜中，水果中的柑橘、柠檬、青枣、山楂、猕猴桃、刺梨及沙棘含量都十分丰富。

4.14.3　维生素B_1推荐摄入量参数

1～3岁0.6mg/天；4～6岁0.7mg/天；7～10岁0.9mg/天；11～13岁1.2mg/天；14～17岁1.5mg/天（男），1.2mg/天（女）；18岁及18岁以上1.4mg/天（男），1.3mg/天（女）；孕妇1.5mg/天。

维生素B_1在葵花籽仁、花生、豆类、瘦猪肉、小麦粉、小米、玉米及大米等谷类食物中含量较高。

4.14.4　维生素B_2推荐摄入量参数

1～3岁0.6mg/天；4～10岁0.7～1.0mg/天；11～13岁1.2mg/天；14～17岁1.5mg/天（男），1.2mg/天（女）。18岁及18岁以上1.4mg/天（男），1.2mg/天（女）；孕妇、乳母

1.7mg/天；50 岁以上 1.4mg/天。

维生素 B_2 在动物的心脏、肝脏、肾脏以及乳类、蛋类、豆类、绿叶蔬菜和野菜中含量较高。

参考资料：杨月欣主编．食物与营养宝典［M］．北京：科学出版社，2009.

4.15 膳食纤维每日推荐量参数

成年人 25～30 克/日。大致要求每人每天吃 250～400 克粮食（其中应含不少于 50 克粗粮）、300～500 克蔬菜；200～400 克水果；30～50 克大豆，这样就能达到每人每天 25～30 克膳食纤维的要求，从而有利于预防与膳食营养相关的慢性病的发生。

参考资料：健康报，2010.01.14.

4.16 理想的膳食结构参数

中国的传统膳食结构是非常合理的。食物热量的 60% 左右来自于碳水化合物，25% 来自脂肪，12%～15% 来自蛋白质，如此才是理想的膳食构成比。

参考资料：健康报，2010.01.21.

4.17 水

4.17.1 饮用水标准参数

水质指标为总大肠菌群数不得检出（发酵法）；浑浊度 1NTU；铅 0.01mg；镉 0.005mg；砷 0.01mg；硝酸盐氮（以 N 计）10mg/L；四氯化碳 0.002mg/L。

参考资料：健康报，2007.01.29.

4.17.2 饮水量参数

一般一个健康成人每天必须补充 2500ml 左右的水才能保健。在温和气候条件下生活的轻体力活动的成人每天至少补充 1200ml 水。若因天热、劳动、运动出汗多，可根据口渴感觉多补水。饮水最好选择白开水。

参考资料：健康报，2008.1.18.

4.18　食

4.18.1　三餐时间分配参数

一般情况下，早餐安排在6：30～8：30；午餐在11：30～13：30；晚餐在18：00～20：00之间为宜。早餐所用时间15～20分钟，午、晚餐以30分钟为宜。

4.18.2　三餐能量分配参数

通常以能量作为分配一日三餐食量的标准。一般情况下，早餐提供的能量应占全天总能量的25%～30%，午餐占30%～40%，晚餐占30%～40%为宜。

4.18.3　每日食量参数

在体重正常的情况下，城市18～59岁成人男子平均能量摄入为2200千卡，相当于每天摄入的食量为：谷类300克；蔬菜400克；水果300克；肉禽和鱼虾150克；蛋类50克；大豆类和坚果40克；奶和奶制品300克；油脂25克。

成年女子平均能量摄入为1800千卡，相当于每天摄入的食量为：谷类250克；蔬菜300克；水果200克；肉禽和鱼虾100克；蛋类25克；大豆类和坚果30克；奶和奶制品300克；油脂25克。

参考资料：健康报，2008.01.18.

4.18.4　孕妇每日能量摄入参数（平均能量（kcal/d））

低体重2000～2300；理想体重1800～2100；超重/肥胖1500～1800。

注：d表示“天”。

参考资料：健康报，2010.02.02.

4.19　年龄与热量参数

世界卫生组织认为，40岁以上的中老年人每增长10岁，总热量需求依次递减5%、10%、20%和30%。

参考资料：健康报，2010.03.11.

4. 20　葡萄糖指数参数

一般来说，在体内能快速分解吸收的食品，具有较高的葡萄糖指数，比如面包、馒头、米饭、土豆等。而蔬菜、水果和豆类食品则具有较低的葡萄糖指数。

几种常见食品的葡萄糖指数：大米 109；烤土豆 85；土豆泥 85；玉米 81；炸土豆条 75；面包（馒头）70；可乐 69；香蕉 55；粗面包 53；橘汁 50；煮土豆 50；胡萝卜 47；苹果 38；牛奶 27；扁豆 29。

参考资料：健康报，2006. 04. 17.

4. 21　血糖负荷参数

食物血糖负荷（GL）是指特定食物所含碳水化合物的质量（克）与其血糖生成指数（GI）值的乘积，一般以克为计量单位。GL 指导人民膳食有三个判定标准：

GL≥20 为高负荷饮食，表示对血糖影响很大；

10≤GL≤19 为中负荷饮食，表示对血糖影响不大；

GL < 10 为低负荷饮食，表示对血糖影响很小。

如果不想使食物影响血糖，可依据 GL < 10 的低负荷标准计算想要进食食品的安全量。例如一个糖尿病患者想吃 200 克西瓜，那么，他可以依据三个参数了解西瓜对血糖有没有影响；（GL < 10、每 100 克西瓜含碳水化合物 5. 5 克、西瓜 = 72）计算一下，便知道是否可以吃了，即 $5.5 \times 2 \times 0.72 = 8 < 10$，结果表明对血糖没有明显影响，可以放心地进食这 200 克西瓜。在饮食调整中，最为重要的当属血糖负荷，因为它直接决定了血糖升高的程度。

参考资料：健康报，2010，05. 19.

4. 22　常见水果所含热量参数

多吃水果能减肥，这是因为水果的蛋白质、脂肪含量比较低，而且水果还是高水分的食物。另外水果中富含的纤维素可以帮助消化、排泄、促进新陈代谢，水果的这些成分发挥的作用，起到了良好的减肥效果。

常见水果所含热量（按100克完全食用分量所含卡路里计）：西瓜25；甜瓜26；木瓜27；杨桃29；草莓30；芒果32；青梅33；柠檬35；李子36；杏36；枇杷39；菠萝41；葡萄43；梨44；樱桃46；橙子47；橄榄49；桃子48；桑椹49；柑橘51；苹果52；金橘55；猕猴桃56；无花果59；石榴63；荔枝70；柿子71；香蕉91；桂圆71；鲜枣122；椰子231；干枣264。

参考资料：杨力主编．杨力谈水果养生［M］．北京：中国长安出版社，2008.

4.23　冰箱存放食物参数

鲜蛋冷藏30～60天；熟蛋冷藏6～7天；牛奶冷藏5～6天；酸奶冷藏7～10天；鱼类冷藏1～2天，冷冻90～180天；牛肉冷藏1～2天，冷冻90天；肉排冷藏2～3天，冷冻270天；香肠冷藏9天，冷冻60天；鸡肉冷藏2～3天，冷冻360天；罐头食品未开罐冷藏360天；花生酱、芝麻酱已开罐冷藏90天；咖啡已开罐冷藏14天；苹果冷藏7～12天；柑橘冷藏7天；梨冷藏1～2天；西红柿冷藏12天；菠菜冷藏3～5天；胡萝卜、芹菜冷藏7～14天。

5　人体运动基本参数

5.1　运动消耗能量参数

从理论上讲，通过运动消耗掉7000千卡热量才能减掉一公斤体重（脂肪组织）。减肥者可根据自己的运动减肥计划，按照各种运动单位时间内消耗的能量，合理安排运动的类型、时间和运动量。

以下是各种运动在一小时内所消耗的能量数（千卡）：缓慢步行：2.86；上学或上班：4.0；高尔夫球（2人）：4.76；划船游戏：4.41；旱冰：6.9；滑冰（一般强度）：5.01；滑雪：

9.5；一般家务（清扫房间、做饭等）2.4；篮球：5.9；爬山（负重0～4公斤）6.9；排球：3.1；跑走结合：5.9；一般慢跑：6.9；越野跑：9.0；乒乓球：4.0；上楼负重（0.5～7公斤）：5.0；下楼：5.86；跳舞（中等强度）3.67；跳绳：7.20；体操：3.18；吴氏太极拳为4.66；杨氏太极拳为5.15；网球（中等强度）：6.10；羽毛球（一般单、双打）：4.5；游泳（每分钟50米）：10.20；自行车（每小时15公里）：6.06；足球：7.86。

参考资料：健康报，2010.03.25，2010.04.22.

5.2　游泳运动参数

游泳能量付出多，消耗大，如运动速度相同，完成同样一组动作，要比陆地上多付出6倍的力量；水中散热快，是空气的28倍，可增强机体对寒冷的抵抗；人在水中的重量仅为陆地上的1/8，水中关节基本不负重；水对全身有按摩作用，帮助肌肉缓解疲劳等。

参考资料：健康报，2007.01.12.

5.3　健步走参数

我国推荐每天6000～10000步。

5.4　健步走防治疾病参数

5.4.1　**肥胖症**：据统计，青壮年（30～50岁）将运动量从每天平均7000步/天增加到10000步/天约4周后，可使腰围明显减小。

5.4.2　**血脂异常**：缺乏运动者在增加运动至超过8000步/天时，50天后可显著降低血压和甘油三酯，而运动量少于6000步/天者则效果不明显。

对于缺少运动的2型糖尿病患者，短期（6周）增加运动至10000步/天以上，可使高密度脂蛋白显著升高，并使纤维蛋白原抑制因子1活性显著下降。

对于绝经的中年妇女，即使活动量增加 1000 步/天（从约 6000 步/天增加到约 7000 步/天），一年后也会显著改善血脂指标。

5.4.3　**高血压**：在不论强度和持续时间的情况下，每天步行 1 万步以上，12 周可使轻度原发性高血压患者的血压平稳下降 10mmHg，并使交感神经活性降低。绝经后发生轻度高血压的妇女当步行增加至 3 公里/天时，步行运动 24 周后，在不干预其他生活方式的情况下，收缩压平均下降 11mmHg，而舒张压没有变化。

5.4.4　**糖尿病**：对于缺乏运动（小于 5000 步/天）的超重 2 型糖尿病女性患者，增加步行运动至 10000 步/天，经过 8 周干预后、患者在体重、肥胖、腰围没有改变的情况下，糖耐量也可得到显著改善，收缩压和舒张压明显下降。

5.4.5　**冠心病**：冠心病易发人群主要是脑力劳动者、缺乏运动者、肥胖者，特别是 40 岁以上的中年人，其严重危害着人类生命安全。

坚持健步走可以阻挡冠心病加重的趋势，使其逐步向良性发展。这是因为健步走能促进人体的血液循环，促使心脏冠状动脉血液侧支循环的建立，改变心肌的缺血状况，控制和矫正冠心病的危险因素，从而利于冠心病患者的康复，减少冠心病患者的发病率。

5.4.6　**抑郁症**：健步走有利于抑郁症的防治，尤其在阳光下的健步走，治疗和缓解作用更加明显。健步走能使人保持轻松愉快的生理和心理状态，产生惬意、舒适的感觉。因此健步走具有明显的抗抑郁症的功效。

参考资料：健康报，2010.02.25.

5.5　老人锻炼参数

每周锻炼 3~5 次，每次 30~50 分钟。最好安排在早上或下午 4 ~6 点进行锻炼，若晚上锻炼，须在入睡前 2 小时结束，以免过度兴奋而影响睡眠。老人锻炼时脉搏不超过 120 次/分为宜，最高不超过 140 次/分；呼吸不超过 20 次/分为宜，运动后 5 ~ 10 分钟内脉搏恢复到安静时水平较为合适。

参考资料：老年健康万事通 . 200.

5.6 进餐后运动时间参数

进餐后再运动的时间的长短，应该根据不同的体质、运动项目和运动量而适当加以调整。食物在胃内停留的时间随食物性质不同而不同：高碳水化合物食物为 2 ~3 小时，高蛋白质类食物为 3 ~5 小时，水为 2 ~3 分钟。通常的原则是，饱食后 2 小时、60% 饱食后 1 小时、40% 饱食后 0.5 小时都可以进行运动。如果食物以肉类为主，饭后运动的间隔时间还应当适当延长。因为运动中大量血液流向四肢肌肉，抑制消化作用。此外，运动时肾上腺素分泌增加，使胃肠蠕动能力减弱，消化液分泌减少，长期这样将会严重影响胃肠道功能。

参考资料：健康报，2010. 05. 27.

6 居住环境基本参数

6.1 健康住宅标准参数

健康住宅是指能够使居住者在身体上、精神上、社会上完全处于良好状态的住宅。其具体标准有 15 项：

6.1.1 会引起过敏症的化学物质的浓度很低。

6.1.2 为满足第一点要求，尽可能不使用易散发化学物质的胶合板、墙体装修材料等。

6.1.3 设有换气性能良好的换气设备，能将室内污染物质排出室外。特别是对具有高气密性、高隔热性的建筑物来说，必须采用具有风管的中央换气系统，进行定时换气。

6.1.4 在厨房灶具或吸烟处有局部排气设备。

6.1.5 起居室、卧室、厨房、厕所、走廊、浴室等室内温度要全年保持在17～27℃之间。

6.1.6　室内湿度全年保持在40%～70%之间。

6.1.7　二氧化碳含量要低于1000ppm。

6.1.8　悬浮粉尘浓度要低于0.15mg/立方米。

6.1.9　噪声要小于50分贝。

6.1.10　一天的日照确保在3小时以上。

6.1.11　有足够亮度的照明设备。

6.1.12　具有足够的抗自然灾害能力。

6.1.13　具有足够的人均建筑面积，并确保私密性。

6.1.14　有便于老人和残疾人的护理设施。

6.1.15　所有住宅竣工后要隔一段时间后入住，在此期间需要进行通风换气。

参考资料：健康报，2010.07.02.

6.2　装修后的新居污染物释放及入住参数

6.2.1　**甲醛**：凡是大量使用黏合剂的环节都会有甲醛释放，如大芯板、复合板、密度板、新式家具、墙面及地面装修等。此外，化纤地毯、塑料地板砖、涂料、油漆等亦含有甲醛。有调查表明，装修后5天，室内甲醛的平均浓度为2.4mg/m^3，1个月后为0.87mg/m^3，6个月后为0.25mg/m^3，12个月后为0.08mg/m^3。我国室内空气卫生标准规定的甲醛最高容许浓度为0.08mg/m^3。装修后一年室内的甲醛浓度仍然波动在标准值上下。

6.2.2　**氨气**：有资料表明，做防水层的楼房装修后1个月内氨气的平均浓度为0.56～1.51mg/m^3，装修后6个月为0.25～0.56mg/m^3，装修后12个月为0.10～0.27mg/m^3。使用防冻液的楼房装修后1个月内氨气的平均浓度为1.58～1.98mg/m^3，装修后6个月为0.55～1.06mg/m^3，装修后12个月为0.15～0.25mg/m^3。我国《室内空气质量标准》规定的氨气标准值为0.20mg/m^3。做防水层和使用防冻液的楼房装修后一年室内的氨气浓度一般都超标。

6.2.3　**苯系物**：对现代城市装修楼房的调查结果表明，关闭门窗时，装修后半年室内苯的平均浓度为0.17mg/m^3，甲苯的平均浓度为0.35mg/m^3；装修后1年室内苯的平均浓度为0.11mg/m^3，甲苯的平均浓度为0.25mg/m^3；装修后3年室内苯的平均浓度为0.035mg/m^3，甲苯的平均浓度为0.11mg/m^3；乙苯、二甲苯和苯乙烯的含量也相当高，一般都达到0.05～0.20mg/m^3。我国室内空气质量标准是苯≤0.11mg/m^3、甲苯≤0.20mg/m^3、二甲苯≤0.20mg/m^3。结果表明，关闭门窗时，装修后1年室内苯系物的平均浓度是室外的5～10倍。装修后3年室内苯系物的平均浓度是室外的2～4倍。

6.2.4　**挥发性有机物**（VOC）：在室内装修中，VOC主要来源于油漆、涂料和胶粘剂。一般油漆中VOC的含量为0.40～1.0mg/m^3。一般情况下，在油漆施涂后10小时内可挥发出90%，而溶剂中的VOC在油漆风干过程中只能释放总量单位25%。在室内装修中VOC的含量一般都超过标准。卧室污染最严重，衣柜残留VOC浓度最高。

装修后半年，室内甲醛、苯等污染物即减少80%；装修后1年室内甲醛、苯等污染物的浓度会基本降到标准值上下。因此建议，新装修的房屋最好开窗通风换气一定时间，有条件的话超过一年后入住为佳。

甲醛已被世界卫生组织确定为一类致癌物，并认定甲醛与白血病的发生存在着因果关系，故一定要注意儿童用房的室内环境。

参考资料：健康报，2010.12.17，2011.01.10.

6.3　不良因素对空气质量影响的构成比参数

通风不良48%；室内空气污染18%；室外污染物进入10%；建筑物构件产生的污染3.5%；湿度4%；吸烟2%；肺炎3%；其他1.5%；原因不明10%。

臭氧浓度不得超过0.1mg/m^3（0.05ppm）。

参考资料：健康报，2010.07.02.

6.4 室内卫生死角清洁参数

空调散热片每平方厘米细菌总数应≤100个，最好每两个月清洗消毒一次。洗衣机细菌总数不应>300个/25cm^2，最好每两个月清洗消毒一次。下水道是细菌污染最严重的地方（细菌菌落最大值达到1800万个/cm^2），应每天消毒一次。卫生间经检测洗脸盆、浴缸、淋浴房表面菌落总数平均值分别是994、1420、和20cfu/cm^2。马桶坐圈表面菌落总数最大值为28000cfu/cm^2，应每天清洗一次洗脸盆和马桶坐圈，并保持干燥。每周清洗一次浴缸和淋浴房表面，并保持干燥。地毯、被褥、窗帘、鞋柜容易积聚油烟、灰尘和螨虫等有害物，需经常清洗或曝晒。

参考资料：健康报，2010.07.02.

6.5 居室顶高参数

居室的顶高与室内空气污染物的积聚带是呈垂直带状分布的。当居室顶高低于2.55m时，室内各高度水平的二氧化碳浓度几乎都会超过居室的卫生标准，且垂直分布主要集聚在1.2～1.4m的高度，即人坐立或站立时呼吸带的的位置。

人体自身排泄物，即新陈代谢和人类活动的挥发成分，也污染居室空气。人在夜间入睡后，居室里二氧化碳浓度升高。人体新陈代谢可产生400多种化学废物。每人每天可通过呼吸、咳嗽、吐痰、排出粪便排出细菌、病毒、寄生虫卵等约400亿个。每人每小时新陈代谢有60万粒皮肤细胞脱落，总计每年约0.68kg。这些细小的粉尘可长时间在室内漂浮，并在室内积累。实验表明，当顶高在2.67m时，室内污染情况有所好转。当顶高在2.84m以上时，即是空气中的二氧化碳等污染物均不超过卫生标准。

参考资料：健康报，2010.07.02.

6.6 居室采光参数

按居室卫生要求，居室的自然光应达到50～100lx。为达到这个要求，通常是采用一种粗略的方法来确定室内的采光量，即窗口的有效采光面积与室内地面面积的比例，合理的比例一般为1/8～1/10。

参考资料：健康报，2010.07.02.

6.7 冬季室温参数

人体适宜的室温是18～20℃。即使老年人特别怕冷，也一定要保证室温低于22℃。

参考资料：健康报，2008.11.28.

6.8 大气环境基本参数

大气中的二氧化碳浓度一般为0.035%，而城市上空则达到了0.05%～0.07%。生活在二氧化碳浓度高于0.05%的环境中，人们会感到郁闷不舒。经测算，每千克植物在夜间进行暗呼吸，平均每小时放出的二氧化碳为1毫克。

参考资料：健康报.

6.9 净化空气参数

据测算，一亩松树（或柏树）林，每天能分泌出杀菌素2千克，置肺结核、白喉、伤寒、痢疾等致病菌于死地。一亩树林一个月可吸收二氧化硫4千克；一年可吸收灰尘22～60吨，堪称天然吸尘器。一亩树林每天能吸收67千克二氧化碳，释放可供65人所需的氧气，森林中负氧离子的含量为室内的20倍。负氧离子被肌体吸收后，可显著促进人体新陈代谢、改善大脑皮层功能、稳定血压、提高免疫机能等，因此享有“空气维生素”之美称。

参考资料：健康报，2006.03.27.

6.10 泡温泉参数

泡温泉35～42℃最适宜。

参考资料：健康报，2010.01.18.

6.11　电磁污染参数

研究表明，现代人受到的电磁波损害是祖先们的1.5亿倍。这些电磁污染主要来自电视机、VCD、电脑、手机、电热水器、电饭煲等家用电器。

6.11.1　**电视机**：电视的电磁辐射是电脑的10倍，人们在看电视时应距离电视3~5米。

6.11.2　**电脑**：电脑屏幕会放射出阴离子，操作时应至少距离屏幕30~50厘米以上。在开机瞬间电磁辐射最大，应与避开。上机后最好每隔1小时休息一会儿。

6.11.3　**微波炉**：开启后，人至少应离炉1米以上，不可在炉前久站。孕妇和小孩应尽量远离微波炉。

6.11.4　**手机**：最好装上合格的防辐射机套，每次通话时间不宜过长，晚上最好关机。手机充电时不应置于有人处或卧室中。

6.11.5　**电热毯**：相当于一个电磁场，即使关上开关，仍然会扰乱体内的自然电场，对孕妇、老人、儿童的危害最大，人们应慎用。

6.11.5　**电子闹钟**：尽可能不放在卧室中，或者离人1.5米以上。

6.11.6　**日光灯**：日光灯与人的距离应在2~3米。

参考资料：健康报，2004.12.13，2010.07.02.

6.12　孕妇如何防辐射参数

孕妇尽量不用电热毯，少用电吹风、手机。手机不要挂在胸前或放裤兜里，接通后尽量将手机移到面部，手机通话时间不要超过3分钟。要与使用中的微波炉保持1~3米以上的距离。与电视保持1~3米以上的距离，不要持续观看2小时以上。使用电脑时与屏幕保持40~50厘米距离，每隔30分钟到1小时，离开电脑10~20分钟。每周使用电脑不超过20小时。安检不持续6分钟以上。B超也有一定的辐射，所以孕妇不要经常做B超，如无特殊情况孕妇最多做三次。怀孕的头三个月，一般不主张医用 X 线检查。如果医生认为必须检查时，孕妇应在非照射部位，尤其是腹部用医用铅防护服来进行防护。

参考资料：健康报，2009，02. 13.

6. 13　CT 检查参数

滥用 CT 易患癌：CT 普及，患癌率明显增多。2007 年，美国大约使用 CT 7200 万人次，据美国国立癌症研究所推测，5700 万人次的 CT 检查，可使未来癌症病例数增加约 2. 9 万，包括头部、胸部、腹部肿瘤。2/3 发生在女性人群中。

参考资料：健康报，2010. 01. 25.

6. 14　宇宙射线参数

我国公众所受的宇宙射线年有效剂量为 0. 26mSv/年，比世界平均水平约低 28%。这是由于我国居民绝大多数居住在低海拔高度的北半球和较低的地球纬度的地带。在距地面 1 万米高度飞行，宇宙射线的照射强度超过海平面的 100 多倍。对于经常乘飞机的旅客，在不知不觉中受到了较高剂量的宇宙辐射。以长期工作在飞机上的机组人员为例，假设每天造飞机上工作 4 ~5 小时，人均年照射剂量为 4. 5 ~7mSv，已接近或超过我国辐射防护标准规定的公众受照射量 5mSv 的控制上限。长期遭受这样的照射，会增加由辐射诱发的癌症的危险。此外还可诱发其他的健康问题，如遗传性缺陷和胎儿智力低下等。

2002 年我国颁布了针对空勤人员的国家职业卫生标准——空勤人员宇宙辐射控制标准（GBZ140 - 2002)，明确规定空勤人员受到的职业照射有效剂量不得超过 20mSv/年；妊娠期间女性空勤的累积受照剂量不超过 15mSv。

部分航线单程飞行受照射有效剂量参数（μSv）：北京—广州 6.8；北京—上海 4. 1；北京—东京 8. 9；北京—旧金山 43；

北京—巴黎68；上海—广州3.7；上海—昆明6.5。

参考资料：健康报，2008.04.17.

6.15　接触辐射的主要来源参数

联合国原子辐射科学委员会发表报告指出，医疗是人体接触辐射的主要来源。在全世界人口遭受的自然或人为因素导致的各种辐射中，20%来自医疗辐射；而在所有人为因素导致的各种辐射中，医疗辐射所占的比例高达98%。全球每年大约进行36亿次X线检查。遭受高强度的辐射将对人体组织造成严重破坏，而长期遭受较低强度的辐射也会增加健康风险。

参考资料：健康报，2010.08.20.

6.16　X射线照射参数

成年人一年可接受X射线照射量为5mSv。胸透一次的照射量为2.5mSv，而CT每次的照射量为30mSv。所以建议一个成年人X射线照射每年最好不要超过一次。17岁以下的青少年常规体检不能照射X射线。我国X射线检查卫生防护标准也明确规定，在做X射线诊断时应首选拍片，因拍片的辐射剂量小于透视（约透视的1/8量）。

参考资料：健康报，2004.11.18.

7　预防疾病常用参数

7.1　居民健康素养参数

目前国人具有健康素养的为6.48%。从健康素养的三个方面内容来看，具备基本知识和理念、健康生活方式和行为、基本技能素养的人口比例分别是14.97%、6.93%和20.39%。对“四害”传播疾病的认识率仅为3.28%。

参考资料：健康报，2009.12.21.

7.2　健康因素参数

健康是由四个因素决定的，父母的基因占15%；社会和自然环境占17%；医疗方式占8%；个人的生活方式占60%。

参考资料：健康报，2004. 11. 18.

7. 3　人群健康状况参数

国内外研究表明，当前完全符合健康标准者仅占人群的15%，亚健康人群占70%，处于多种疾病状态的人口占15%左右。1998年调查显示，我国60岁以上老人残疾率为25. 2%。

参考资料：健康报，2010. 04. 09.

7. 4　生命极限参数

人不吃饭能活20天；不喝水能活7天；不睡眠能活5天。

7. 5　慢性病发病率参数

2009年年初公布的第四次国家卫生服务调查显示，全国有医生明确诊断的慢性病病例数达到2. 6亿。过去十年，平均每年新增近1000万例慢性病病例，高血压、糖尿病、冠心病等“富贵病”城市居民高于农村居民。20世纪50年代末，中国高血压病患病人数累计有100万，而到90年代末，患病人数累计达到1亿，患病率达到15%。糖尿病在20世纪80年代初患病人数累计200万，到2008年已迅速增加到9200万。

参考资料：健康报，2010，04. 09.

7. 6　预防疾病经济投入参数

一元的预防疾病投入能节约8. 59元的医疗支出和100元的重症抢救费用。

参考资料：当代健康报，2004. 11. 04.

7. 7　用水温度参数

洗脸水温：10℃；刷牙水温：35 ~36. 5℃；洗脚水温：45℃。

参考资料：健康报，2004. 11. 18.

7.8　旱、涝灾区生活饮用水消毒剂量和方法

消毒对象	消毒剂种类	有效浓度(mg/L)	消毒方法
缸水、桶水	漂粉精片，消毒泡腾片	3～5	50公斤水加1片左右
重新启用的井	漂白粉	25～50	抽干、清掏、冲洗、消毒
井水	漂白粉，漂粉精片	每立方米井水10片漂粉精片或10克漂白粉	冷水调成糊状，加水取上清水，2～3次/天
送水工具	漂白粉，漂粉精	50(24h)；100(1h) 200～500(1/2h)	冲洗干净、消毒、再冲洗干净
送水消毒	漂白粉，漂粉精片	3～5	每吨水20g漂白粉或20片漂粉精片

注：h为小时

参考资料：健康报，2010.03.31.

7.9　小儿计划免疫疫苗接种时间参数

7.9.1　计划免疫疫苗

免疫年龄	疫苗名称
出生	卡介苗（初种），乙肝疫苗
2个月	脊髓灰质炎三型混合疫苗（初服）
3个月	脊髓灰质炎三型混合疫苗（复服），百白破混合制剂（第一针）
4个月	脊髓灰质炎三型混合疫苗（复服），百白破混合制剂（第二针）
5个月	百白破混合制剂（第三针）
8个月	麻疹减毒活疫苗（初种）
1.5～2岁	百白破混合制剂（加强一针）
4岁	脊髓灰质炎三型混合疫苗（复服）麻疹减毒活疫苗（复种）
7岁	卡介苗（复种），白喉、破伤风二联类毒素，麻疹减毒活疫苗（复种）

7.9.2　各省市自增品种

种类	对象	保护期
乙型脑膜炎疫苗	6 个月～10 岁	2～4 年
脑膜炎多糖疫苗	6 个月～15 岁	3 年

7.9.3　自愿选择接种疫苗

种类	对象	保护期
甲肝疫苗	1 岁	国产 5～7 年，进口 20 年
水痘疫苗	1～13 岁未患病者	10 年以上
流感疫苗	6 个月以上	不足 1 年
23 价肺炎球菌疫苗	2 岁以上	5～10 年
流感嗜血杆菌疫苗	2 个月～5 岁	1～2 年
腮腺炎疫苗	12～15 个月	长期
风疹疫苗	12～15 个月	长期
麻风腮疫苗	12～15 个月	长期
轮状病毒疫苗	2 个月～5 岁	1 年（80%）
狂犬病疫苗	任何年龄	3 个月
霍乱疫苗	任何年龄	3～6 个月
伤寒、副伤寒菌苗	任何年龄	1 年

参考资料：健康报，2005. 06. 02.

7.10　传染病隔离时间参数

麻疹：出疹后 5 天，并发肺炎者至少出疹后隔离 10 天。

水痘：自发病到皮疹全部结痂干燥后 2～3 周。

伤寒：体温正常后 15～20 天，或退热后第 5 天和第 10 天分别做大便培养为阴性。期间病人碗筷、日用品、排泄物等需与家人分开并消毒。

猩红热：发热后 7 天孩子才能上幼儿园。

百日咳：从发病日算起 40 天，或由痉咳发作算起 30 天为隔离期。

腮腺炎：自发病至腮腺肿胀消退后7天，方可与其他小孩玩耍。

流行性感冒：隔离至全部症状消除后7天。

细菌性痢疾：症状消除后隔日连续两次粪便培养为为阴性，或大便正常后7天。

病毒性肝炎：痊愈后30天（托幼机构40天），必须两次谷丙转氨酶检查正常。

脊髓灰质炎：自发病日起隔离40天。

参考资料：刊物佚名，编者：李荣胜.

7.11　儿童体重标准参数

1~6个月：标准体重〔千克〕=出生体重〔千克〕+月龄×0.6

7~12个月：标准体重〔千克〕=出生体重〔千克〕+月龄×0.5

2~10岁：标准体重〔千克〕=年龄×2+8〔千克〕

7.12　成人体重标准参数

7.12.1　计算体重的简易方法

男性：体重（公斤）=［身高（厘米）—105］×0.9

女性：体重（公斤）=［身高（厘米）—107］×0.9

建议大致计算法

体重（公斤）=身高（厘米）—105

7.12.2　超重与肥胖的判断标准

正常范围：标准体重±10%。大于10%为超重，大于20%~30%为轻度肥胖，大于30%~50%为中度肥胖，大于50%为重度肥胖。体重指数的测算方法：

体重指数=体重（公斤）/身高（米）^{2}

国际正常值=21~24

东方人正常值 =21 ~23

世界卫生组织发布的亚太地区指标：体重指数 23 ~24.9 为超重，25 ~29.9 为一度肥胖，大于或等于 30 为二度（重度）肥胖。

当前，我国 18 岁以上人群超重率为 22.8%，肥胖率为 7.1%。预计今后 10 年中，中国将有 1.5 亿人发生肥胖。城市成人超重率已达 28.1%。六岁以下儿童超重率为 3.4%。我国肥胖症患者已达 7280 万。据对北京的一些单位干部体质测定，45 岁以上机关干部超重率达到 66%，肥胖或明显肥胖者占 40%，体能较差者占 60%。

参考资料：健康报，2007.01.12 等.

7.13 远离代谢综合征的七个指数

预防代谢综合征必须控制以下七个指数：空腹血糖不能高于 5.6mmoL/L；血压不能高于 120/80mmHg；血清总胆固醇不能高于 4.6mmol/L；腰围，男性不能超过 90cm，女性不能超过 80cm；体重指数不能高于 24kg/m^2；要做到零吸烟；每周运动不少于三四次，每次有氧运动不少于 30 分钟。

参考资料：健康报，2008.01.10.

7.14 基础代谢率参数

基础代谢率是指人体在清醒而极端安静的状态下，不受精神紧张、肌肉活动、食物和环境温度等因素影响时的能量代谢率。

7.14.1 计算法：基础代谢率 =（脉率 + 脉压） -111

7.14.2 用基础代谢率测定仪测定

注：基础代谢率的单位为 KJ（m^2·h），即每小时每平方米所散发的热量千焦数。

7.15 血压与年龄参数

120/80mmHg 是正常血压金标准。如果你 55 岁，高压每升高 5mmHg，或低压每升高 7mmHg，生理年龄就增大一岁。如果将160/90mmHg的血压降到金标准，你就可以年轻9岁。

参考资料：健康报，2008.01.10.

7.16　**高血压分级参数**

1级：140~159/90~99；2级：160~179/100~109；3级：≥180/110。

7.17　**高血压降压治疗的目标**

老年高血压降压治疗的收缩压目标<150mmHg；一般高血压降压治疗的目标为<140mmHg和（或）<90mmHg。糖尿病、脑血管病、稳定性冠心病、慢性肾脏病患者血压降至130/80mmHg以下。如能耐受，以上全部患者血压水平还可进一步降低，尽可能降至120/80mmHg以下。降压达标时间：一般情况下，1~2级高血压争取在用药4~12周血压逐渐达标，并坚持长期达标；但患者耐受性差或老年人血压达标时间可适当延长。血压尽早达标有利于减少心脑血管事件。

参考资料：健康报，2010.02.02.

7.18　**血压控制参数**

预防脑出血、脑血栓：一般情况下血压控制在140/90mmHg以下，如能把血压控制在120/80mmHg以下最理想。

7.18.1　**脑血栓急性期**：刚发生脑血栓的1~2周，血压应如何控制，目前尚有争议。但多数研究结果认为，过度降压是有害的。此时应将血压维持在一个相对较高的水平，如180~200/100~110mmHg，这样对缺血性脑卒中周边部位血液循环的改善可能有帮助，进而减少脑梗死范围。缺血性脑卒中急性期过后仍然需要把血压控制在正常范围。

7.18.2　**高血压合并冠心病**：冠心病史高血压患者常见的并发症。研究发现，当患者的血压水平在115/75mmHg~185/115mmHg的范围时，收缩压每增加20mmHg，或舒张压每增加10mmHg时，严重冠心病事件的发生率可增加一倍。

7.18.3 **有高血压但未发生冠心病**：一般应将血压控制在140/90mmHg以下，如果患者同时合并其他冠心病的高危因素，如糖尿病、慢性肾病等，最好将高血压控制在130/80mmHg。

7.18.4 **有高血压且发生冠心病**：这类患者进行降压治疗的目的是为了预防猝死、心肌梗死的再次发生和脑卒中，以及减少心肌缺血发生的次数，最好能将血压控制在130/80mmHg。对于慢性稳定性心绞痛患者合并心力衰竭者，可降血压控制在120/80mmHg，要注意缓慢降低血压水平，其舒张压最好控制在60mmHg。

7.18.5 **高血压并发心律失常**：临床上高血压并发心律失常的发生率高达5%～15%，高于同年龄的正常血压者。在高血压早期或轻、中度高血压时，心律失常多为功能性的。到高血压晚期，心脏因长期维持高血压需要做更多的功，使心脏逐渐增大，最后发生心力衰竭，伴随心力衰竭的发生和加重，还可发生各种心律失常。普通的高血压患者应将血压控制在140/90mmHg以下，如能耐受，还可以进一步降低至130/80mmHg以下。合并糖尿病和高危/极高危以及脑卒中、心肌梗死以及肾功能不全、蛋白尿等患者的血压应降至130/80mmHg。

7.18.6 **高血压与防治心衰**：血压降到多少才能预防心衰的发生、发展呢？对于一般高血压患者应降至130/80mmHg；对于合并糖尿病的高血压患者应降至130/80mmHg以下；合并高血压的左心室射血分数正常的舒张性心力衰竭者，或左心室射血分数异常但无心力衰竭症状的心力衰竭患者，血压应降得更低些，以减轻心脏收缩所受到的阻力负荷，但收缩压不应低于115～120mmHg，舒张压不应低于70～75mmHg。

参考资料：健康报，2009.02.11.

7.19 睡眠与健康参数

成年人每晚睡眠少于7小时者更易感冒。美国卡内基·梅隆大学相关实验研究发现，每晚睡眠少于7小时的人感冒的可能性是平均睡眠8小时或8小时以上人的3倍。

参考资料：健康报，2009.01.16.

7.20　绝经期妇女骨骼保健参数

绝经越早，骨量丢失越早。绝经时间越长，骨量丢失越多。绝经后5年内，每年骨量丢失可达到1.5%~2.5%。绝经后6~10年，每年骨量丢失可达到5%。以后骨量丢失逐年递增，总量丢失可达到50%左右。

参考资料：健康报，2010.02.21.

7.21　补充钙和维生素D参数

19~50岁每日补充800mg钙和200IU维生素D；

51~70岁每日补充1000mg钙和400IU维生素D；

每日补充上限为2500mg钙、2000IU维生素D。

中国人普遍缺乏维生素D，每天晒太阳30分钟，即能产生内源性维生素D。使用防晒霜可使维生素D合成减少92%~99%。

7.22　动脉粥样硬化参数

一般动脉血管堵塞75%才有症状，从轻度狭窄到堵塞75%需要10~20年时间，在这段时间内病人没有什么感觉，一旦出现症状已经不是早期。

参考资料：健康报，2005.06.01.

7.23　洋快餐损害健康参数

在《柳叶刀》杂志上发表的一项研究报告指出，经常吃快餐的人比很少吃快餐的人约重4.5公斤，患与糖尿病有关的胰岛素失调的可能性也比后者高一倍多。

参考资料：参考消息，2005.01.09.

7.24　10种危险因素引起疾病负担所占百分比（高死亡率的发展中国家）

低体重占14.9%；不安全性行为占10.2%；不洁的饮水和不健康的卫生和保健设施占5.5%；固体燃料造成的室内污染占3.6%；锌缺乏占3.2%；铁缺乏占3.1%；维生素A缺乏占3.0%；高血压占2.5%；吸烟占2.0%；胆固醇不正常占1.9%。

参考资料：健康报2007.2.9

7.25　**女性围绝经期自测表**（kupperman改良评分）

症状	基本分	0	1分	2分	3分
潮热及出汗	4	无	<3次/日	3~9次/日	≥10次/日
感觉障碍	2	无	与天气有关	有冷、热、痛、麻木	冷、热、痛感丧失
失眠	2	无	偶尔	经常，服安眠药有效	影响工作生活
易激动	2	无	偶尔	经常，能克制	经常，不能克制
抑郁及疑心	1	无	偶尔	经常，能克制	失去生活信念
眩晕	1	无	偶尔	经常，不影响生活	影响日常生活
疲乏	1	无	偶尔	上四楼困难	日常活动受限
骨关节痛	1	无	偶尔	经常，不影响功能	功能障碍
头痛	1	无	偶尔	经常，能忍受	需治疗
心悸	1	无	偶尔	经常，不影响生活	需治疗
皮肤蚁走感	1	无	偶尔	经常，能忍受	需治疗
泌尿系感染	2	无	<3次/年	>3次/年	>1次/月
性生活状况	2	正常	性欲下降	性交痛	

注：A.0~3分为评分程度；　B.症状得分：症状基本分×评分程度；C.总分为各症状得分之和。总分：≥35为重度、20~34为中度、15~19为轻度、1~14为非常轻微、0无不适。

参考资料：健康报，2010.06.30.

7.26　43种生活事件与压力感参数

序号	生活事件	压力感	序号	生活事件	压力感
1	丧偶	100	2	离婚	73
3	夫妻分居	65	4	坐牢	63
5	直系亲属死亡	63	6	受伤或生病	53
7	结婚	50	8	失业	47
9	复婚	45	10	退休	45
11	家庭成员生病	44	12	怀孕	40
13	性生活不协调	39	14	新家庭成员诞生	39
15	调整工作	39	16	经济地位变化	38
17	其他亲友去世	37	18	改变工作行业	36
19	一般家庭纠纷	35	20	借贷大笔款项	31
21	取消抵押或贷款	30	22	工作责任改变	29
22	儿女长大离家	29	24	触犯刑法	29
25	取得杰出成就	28	26	妻子开始或停止工作	26
27	开始或结束学校教育	26	28	生活条件的改变	25
29	改变个人的习惯	24	30	与上司闹矛盾	23
31	工作时间或条件改变	20	32	迁居	20
33	转学	20	34	娱乐方式改变	19
35	宗教活动改变	19	36	社会活动改变	18
37	少量抵押和贷款	17	38	改变睡眠习惯	16
39	家庭成员居住条件改变	15	40	饮食习惯改变	15
41	休假	13	42	过重大节日	12
43	轻度违法	11			

参考资料：健康报，2007. 12. 28.

7.27　生活习惯影响寿命参数

美国科学家珀尔表示，他总结出了人类计算寿命的大致公式。男以86岁作为基数，女以89岁作为基数，回答以下问题做加减法：

（1）结婚：婚姻会让男性的寿命延长3年。

（2）压力过大：寿命缩短3年。

（3）与亲人长期分离：寿命减少0.5年。

（4）每天睡眠少于6小时：寿命减少1年。

（5）超负荷工作：寿命减少1年。

（6）常认为自己病了或老了：寿命减少1年。

（7）每天抽10只烟：寿命减少5年；每天抽40只烟：寿命减少15年。

（8）每天饮茶1杯：寿命延长0.5年。每天饮用含咖啡因的饮品：寿命减少0.5年。

（9）每天饮用啤酒超过3杯，含酒精的饮品超过3杯或白酒4杯，寿命减少7年。

（10）不刷牙：寿命减少1年。

（11）不采取任何防晒措施，频繁晒日光浴：寿命减少1年。

（12）肥胖：寿命减少1年。

（13）每天食用未完全煮熟的肉：寿命减少3年。

（14）经常食用垃圾食品：寿命减少2年。

（15）喜食不健康快餐：寿命减少1年。

（16）每天不止一次吃甜食：寿命减少1年。

（17）体育锻炼：长期不活动，寿命减少1年。每天锻炼至少30分钟，寿命增加5年。

（18）不能保证至少每两天大便一次：寿命减少1年。

（19）血压有点偏高：寿命减少1年；血压高：寿命减少5年；血压非常高：寿命减少15年。

（20）体内胆固醇高：寿命减少1年。

参考资料：上海中医药报，2009.09.04.

7.28　老人增寿参数

美国是世界上的长寿国之一。该国疾病控制和防治中心依据多年来全国保健医疗机构的科研成果总结出12项被证明是行之有效的增寿良招：

（1）多吃富含维生素C的蔬菜、水果，可增寿5.5年。

（2）每周吃肉不超过3次，可增寿9年。

（3）不吸烟可增寿6年。

（4）将胆固醇保持在200以下，可增寿4.8年。

（5）改变类似吃麦当劳的偏食习惯，不挑食，多吃高纤维食物，可增寿8年。

（6）多与亲戚朋友聚会，可增寿4.5~10年。

（7）多与孩子交流，以保持精神处于松弛状态，可增寿6年。

（8）把低压保持在90mmHg以下，可增寿5.5年。

（9）每天坚持有规律的运动，可增寿8.7年。

（10）尽量保持性生活的规律性与高龄化，可增寿7年。

（11）保持乐观、随和的心态，不太在意荣辱成败，对自己不过苛刻，可增寿6年。

（12）少打一次手机，可增寿45秒；少看一小时电视，可增寿40秒；少用一小时电脑，可增寿40秒；少打一次电话，可增寿35秒。总之，减少与产生强电磁波的电器的接触，可多活1~8年。

参考资料：当代健康报，2004.12.16.

7.29　十二个肿瘤预警信号

（1）身体任何部位，如乳房、颈部、腹部发生原因不明之肿块并不断增大，可能患乳腺癌、皮肤癌、恶性淋巴瘤、颈淋巴结转移癌等。

（2）经久不愈的皮肤溃疡，可能患皮肤癌。

（3）黑痣或疣迅速增大、变硬、不平、溃烂、出血，可能患黑色素瘤或皮肤癌。

（4）中老年已婚妇女，出现不规则阴道流血，可能患宫颈癌或宫体癌。

（5）进行性吞咽困难，可能患食管癌。

（6）久治不愈的干咳或咳血，可能患肺癌。

（7）持续性消化不正常、上腹部不适、大便隐血，可能患胃癌。

（8）持续性声音嘶哑，可能患喉癌。

（9）无痛性血尿，可能患肾癌。

（10）便血或排便异常，可能患大肠癌。

（11）耳鸣、听力减退、鼻塞、回吸性血涕、头痛，可能患鼻咽癌。

（12）原因不明的长时间体重减轻。

参考资料：健康报，2010. 02. 12.

7. 30 癌症流行特点参数

我国癌症呈明显上升趋势，居各类死因之首。20 世纪 70 年代，我国每年死于癌症的人口约 70 万。城市癌症死亡率 91. 8/10 万，占全部死亡人口 16. 3%；农村癌症死亡率 80. 8/10 万，占全部死亡人口 11. 6%。

20 世纪 90 年代，我国每年死于癌症的人口约 117 万。城市癌症死亡率 112. 6/10 万，占全部死亡人口 20. 6%；农村癌症死亡率 106. 8/10 万，占全部死亡人口 17. 1%。

估计 21 世纪初（2003 年），我国平均每年死于癌症的人口约 150 万。城市癌症死亡率 124. 6/10 万，占全部死亡人口 22%，在各类死因中居第一位。农村癌症死亡率 127/10 万，占全部死亡人口 21%。在各类死因中居第一位。

7.31 防癌查体参数

7.31.1 **乳腺癌**：对于20~39岁的妇女，建议每隔1~3年请医生做一次物理检查（触诊）。40岁以上的妇女，建议在请医生做一次物理检查（触诊）的同时，每年做1次乳腺钼靶照相检查。

7.31.2 **肺癌**：使用低剂量螺旋CT的方法来筛查早期肺癌。重点筛查人群包括：45岁以上，或有长期吸烟史，吸烟指数在年20包年以上（吸烟的年数×每日吸烟的包数），或长期工作在密闭的环境中，或长期工作在粉尘颗粒较多的的环境中，或有家族史的人。

7.31.3 **结直肠癌**：建议结直肠癌的筛查年龄从50岁开始，受检者无论男女，应遵循以下几项检查方法的1种：

结直肠镜检查：每10年做1次。

大便隐血试验（FOBT）：每年进行1次大便隐血试验或大便的免疫组化试验。

乙状结肠镜检查：每5年进行1次。

大便隐血试验或大便的免疫组化试验（每年进行1次）及乙状结肠镜检查（每5年进行1次），同时进行这两种检查的效果胜过只进行其中的1种检查。

7.31.4 **胃癌、贲门癌、食管癌**：建议进行上消化道造影——每两年进行1次。

对于有下列高危因素者，建议实行胃镜检查（每年1次）——经过确诊的经久不愈的胃溃疡、长期慢性萎缩性胃炎患者、胃镜检查发现不典型增生、长期随访的患者。所有上消化道造影阳性的受检者，建议进行后续的胃镜检查。

7.31.5 **宫颈癌**：初次性交3年应该开始宫颈癌的筛查——每年进行1次宫颈涂片检查（TCT）和盆腔检查。30岁以后依据风险因素——经过3次或多次连续的检查，结果阴性的受检者，可以选择减少受检次数。

7.31.6　**前列腺癌**：建议男性从50岁开始做前列腺癌的筛查。50岁及以上者——每年请专业医师进行1次指检和前列腺特异性抗原的检测（PSA）。对于有前列腺癌家族史的受检者，从45岁开始上述检查。

7.31.7　**肝癌**：对高危人群每年进行一次超声检查，必要时，进行肝增强CT的检查。高危人群包括长期大量饮酒者、慢性乙肝患者、肝硬化患者、长期从事化学药剂等工作的人群。

参考资料：健康报，2008，04.18.

7.32　老年人饮食与养生参数

人体衰老简易测知法：日本京都府立医科大学的山田教授，根据他30年来对人体老化的研究，提出了一种“人体老化简易测知法”，具体方法是：用一只脚站住，然后根据“不倒时间”来判断老化程度。男性“不倒时间”的标准是：30～39岁，9.8秒；40～49岁，8.4秒；50～59岁，7.9秒；60～69岁，5.8秒。年龄越大，“不倒时间”越短，未达到“不倒时间”者，其老化程度偏快，能达到或超过者为正常。女性不到时间比男性推迟11年计算。

参考资料：佚名.

7.33　老年人生理年龄自测法

每个人都有各自的出生年龄，但唯有计算生理年龄和体力年龄才代表身体实际老化情况和健康水平。美国布拉顿博士，从运动、饮食、体型和心境等因素考虑，推荐一种计算生理年龄的方法。如果你的生理年龄低于你的出生年龄则好，否则说明你的健康状况欠佳，需要调整自己的生活规律、饮食习惯，改善运动状况。比如，一个出生年龄为60岁的人如果他的各项指标符合表1，则它的生理年龄：60－（2＋1＋1＋2＋1＋1＋1）＝51岁；如果各项指标他的生理年龄为：60＋（2＋3＋1＋2＋1.5＋1＋1.5＋1＋1＋1＋1.5＋1.5＋1＋0.5）＝79.5岁。这后一种情况，表明这位刚刚年界花甲的人实际上却已是年过古稀之人了。

表1　低于出生年龄的生理年龄计算方法

项　　目	小于出生年龄的级数（年）
血压低于130/75mmHg	2
血液中胆固醇低于180mg/dL(4.6mmol/L)	1
体型匀称不胖不瘦	1
没有慢性病史	2
没有哮喘等呼吸系统的疾病	1
安静脉搏每分钟60次以下	1
视力良好	1

表2　高于出生年龄的生理年龄计算方法

项　　目	大于出生年龄的级数（年）
血压超过140/90mmHg	2
过于肥胖	3
血液中胆固醇高于250mg/dl（6.5mmol/L）	1
每天吸烟10支以上	2
每天饮烈性酒2杯以上	1.5
运动时体力消耗大，运动后很难恢复	1
贫血	1.5
机体免疫功能差	1
便秘	1
容易出现疲劳	1
安静脉搏每分钟80次以上	1.5
老花眼看不清眼前之物	1.5
记忆力衰退	1
性功能衰退	0.5

参考资料：刘英婷主编．老年健康万事通［M］．北京：蓝天出版社，2003.

8　延年益寿常用参数

8.1　人的寿命参数

人应该活到 100 岁。理论依据如下：（1）性成熟期推算法：哺乳动物的自然寿命是性成熟期的 8 ~ 10 倍，人的成熟期是14 ~ 15 年，所以人的最高寿限应该是 110 ~ 150 岁。（2）生长期推算法：哺乳动物的自然寿命相当于生长期的 5 ~ 7 倍，人的生长期为 20 ~ 25 年，所以人的最高寿限应该是 110 ~ 175 岁。（3）细胞分裂次数和分裂周期推算法：人的最高寿限应该是细胞平均分裂次数（50 次）和平均每次分裂周期（2.4 年）相乘的积，所以人的最高寿限应该是 120 岁。（4）生物强弱学推算法：根据对人的机体器官和组织强度的测定，人只要不病死，就可以活到 100 岁以上。以上四种方法中，无论哪种推算方法，均说明人的最高寿限应该是 100 岁以上。

参考资料：健康报，2008.04.25.

8.2　正常人年龄和老花眼度数参数

年龄（岁）	40	45	50	55	60	65	70
老花眼度数	75	100	200	250	300	325	350

参考资料：健康报，2004.11.08.

8.3　生活嗜好与健康参数

8.3.1　吸烟危害健康参数

（1）吸烟疾病分类：世界卫生组织已将烟草依赖列入国际疾病分类（ICD－10），属精神神经疾病。吸烟与不吸烟者相比，平均早死 10 年，60、50、40、30 岁时戒烟分别可赢得约 3、6、9 或 10 年预期寿命。

参考资料：健康报，2008.01.10.

（2）烟草依赖：烟草依赖又称尼古丁依赖，具有药物成瘾的全部特征。吸烟是对健康最大的威胁。尼古丁极易由口腔、胃肠、呼吸道黏膜吸收。吸入的尼古丁 90% 在肺部吸收，其中 1/4

尼古丁在几秒钟内即进入大脑。其对人体最显著的作用是对交感神经的影响，可引起呼吸兴奋、血压升高；可使吸烟者自觉喜悦、敏捷、脑力增强、减轻焦虑和抑制食欲。大剂量尼古丁可对自主神经、骨骼肌运动终板胆碱能受体及中枢神经系统产生抑制作用，导致呼吸肌麻痹、意识丧失等。长期吸入可导致机体活力下降、记忆力减退、工作效率低下，甚至造成多种器官受累的综合病变。

参考资料：健康报，2009. 01. 08.

（3）吸烟与肺癌：男性吸烟者的肺癌死亡率是非吸烟者的21 倍，而且他的妻子肺癌死亡率是非吸烟者的12 倍。

参考资料：健康报，2009. 02. 13.

（4）吸烟对寿命影响：烟草烟雾中含有4000 多种化学物质，其中有250 多种是有毒有害物质，有10 多种是致癌物质。烟雾中的有害物质会损害血管内皮，增加血液的黏稠度，促进血栓形成，还会引起氧化应激和炎症反应，诱发和加剧冠心病、脑血管病、心脏猝死、外周血管疾病和主动脉瘤的发生和发展。调查发现，主动吸烟的危害极大，可使人的平均寿命缩短10 年，并会使冠心病的患病增加2 倍。一项研究发现，吸烟使脑卒中的相对危险增加50%，其中使缺血性的脑卒中的相对危险增加90%，蛛网膜下腔出血的危险增加190%。吸烟使心脏猝死的相对危险增加3 倍以上。吸烟使外周血管病的患病危险增加10 ~ 16 倍，70% 的血管动脉粥样硬化性闭塞和几乎所有的血管闭塞性脉管炎都和吸烟有关。被动吸烟危害也很大。调查发现被动吸烟的危害与每天吸1 ~9 支烟相似。被动吸烟使急性心肌梗死患病危险增加25%，患脑卒中的危险增加62%。

参考资料：健康报，2009. 01. 19.

（5）吸烟与慢阻肺：我国慢阻肺的发病率已达8. 2%，全国目前约有4000 万病人，每年死亡人数超过100 万。此类病人

95%是吸烟者。

参考资料：健康报，2004. 04. 06.

（6）中国产卷烟重金属超标参数

被检测出重金属超标的13种品牌的卷烟中，砷的平均含量为0. 82mg/kg（最高达到3. 3mg/kg），镉为3. 21mg/kg（最高为5. 4mg/kg），铅为2. 65mg/kg（最高达到6. 5mg/kg），铬为0. 55mg/kg（最高达到1. 0mg/kg）。铅容易导致神经系统和消化系统的损伤，还可能造成贫血；砷会导致神经系统紊乱、皮肤黏膜损伤，并有致癌的可能；镉会造成肾功能损伤。

参考资料：健康报。2010. 10. 13.

8. 3. 2 饮酒参数

（1）酒量参考值：有人说，适量饮酒可以益寿。但从营养学角度看，人体在生理上不需要酒精。美国国家酗酒和酒中毒研究中心（NIAAA）向人们发出以下忠告：不管每天喝或者每周喝一两次，还是偶尔喝一次酒，男人喝纯酒不应超过30～40ml（即3～4个酒精单位，1个酒精单位指10ml纯酒精），女人不超过20～30ml（即2～3个酒精单位）。过量饮酒是指每日饮酒量超过4个标准杯（相当于2瓶啤酒或50ml的56°白酒），且每周饮酒超过5次。喝1瓶啤酒（含酒精3%～5%）相当于喝200ml葡萄酒和50ml酒精含量为38度的白酒。

（2）酒对人体的危害：酒精易经胃肠道吸收，饮用后30～60分钟可吸收80%～90%，并分布到全身含水的组织中，且易透过血脑屏障和胎盘屏障。吸收入血的酒精，由肾脏和肺脏直接排出的部分仅占10%，而其余的90%须在肝脏经酶代谢。先由乙醇脱氢酶将乙醇氧化为乙醛，然后在乙醛脱氢酶作用下氧化成乙酸脂，最后转化为乙酰辅酶A，并经三羧酸循环氧化成二氧化碳和水。一般人每小时仅能清除约7克酒精（相当于易拉罐装的普通啤酒1瓶）。酒可抑制食欲和消化功能，削弱人的判断力和行为控制力。酒精的持续性作用可以持续到第三天，酒精残留物会使大脑处于麻痹状态，使人头痛、头晕，并损伤身体其他脏器和组织。所谓醉酒，就是发生了乙醇的急性中毒。大多数成人一次饮酒精 200 ~ 400 克即可有生命危险。超重者别饮酒（喝 250ml 56°的白酒相当于摄入了 100ml 油）。此外，就是甲醇含量虽然很少，但喝一斤酒的人同时喝进了约 600mg 甲醇，其危害比乙醇严重得多。

参考资料：健康报，2005.05.27，2007.02.09，2009.01.08.

（3）饮酒限量：不喝酒或少喝酒。高血脂、冠心病等患者戒酒。

成人饮酒的限量值：

男性：一天内饮用酒的酒精含量不超过 25 克，相当于啤酒 750ml，或葡萄酒 250ml，或 38°白酒 75 克，或高度白酒 50 克。

女性：一天内饮用酒的酒精含量不超过 15 克，相当于啤酒 450ml，或葡萄酒 150ml，或 38°白酒 50 克。

参考资料：健康报，2008.01.18.

8.3.3 饮茶参数

泡茶的水温以 80℃为宜，通常是指水烧开后再冷却至该温度。水温过高，易烫熟茶叶，茶汤变黄，滋味较苦；水温过低，则香味低淡。一般来说，冲泡绿茶，茶与水之比为 1：50 ~ 60（即 1 克茶叶用水 50 ~ 60ml）为宜，这样冲泡出来的茶汤浓淡适中，口感鲜醇。

参考资料：上海中医药报，2010.04.02.

8.4 人生目标与长寿参数

美国芝加哥市拉伸大学医学中心研究报告称，感到生活充满意义并给自己设定人生目标十分重要。对老年人而言，这样做可以改善健康状况，从而延长生命并提高生活质量。只要拥有明确的人生目标，人的激素水平就会维持极佳的状态，免疫系统就会更强大，心脏也会更健康。与一般老年人相比，有人生目标的老人死亡率大约要低一半。相反，无所事事者患痴呆的风险比普通人要高 50%。

参考资料：健康报，2010. 10. 20.

9 急救常用参数

9.1 猝死参数

现代医学认为，猝死是指平素看来健康或病情已基本恢复或基本稳定，由心脏、脑血管破裂等原因引起的、在短时间内突然发生的非创伤性死亡（从症状出现到死亡历时 1 小时以内）者，称为猝死。资料显示，心源性猝死在西方国家占死亡总人数的 25% ~30%，在我国约占 5%。心源性猝死最常见的原因是冠心病，90% 以上的猝死发生在冠心病和心肌病患者身上。

9.1.1 **心源性猝死**：心跳停止 5 ~ 10 秒钟后，由于脑缺氧，出现昏厥；心跳停止 15 秒以上，可出现抽搐、昏迷、呼吸困难和周身发紫；心跳停止 20 ~ 30 秒，呼吸停止，心跳声音消失，摸不到大动脉搏动；心跳停止 45 秒时瞳孔散大；心跳停止 1 ~2 分钟，瞳孔固定；心跳停止 4 分钟，大脑细胞开始发生不可逆转的坏死。

9.1.2 **运动猝死**：运动猝死是指运动员和进行体育锻炼的人在运动中或运动后 24 小时内猝死。运动猝死大多数为心血管病猝死（占 70% ~80%）。猝死的现场急救应争分夺秒，猝死后的 4 分钟是抢救的黄金时间。急救人员应在 30 秒内确认心脏骤停并进行有效的心脏按压、人工呼吸、药物复苏和电除颤等心肺复苏抢救措施。开始复苏小于 4 分钟者，存活率 43% ~53%；8 分钟开始复苏者，存活率仅 10%；大于 10 分钟者无一人获救。

参考资料：健康报 2004. 12. 15

9.2 硝酸甘油使用参数

硝酸甘油是冠心病患者的必备药物，它是通过扩张冠状动脉和静脉血管，减轻心绞痛的病因，降低心肌的耗氧量，增加心肌的供血来达到止痛的作用的。使用时应舌下含服，1～2 分钟即发生止痛作用。当含服 1 片无效时，应隔 5 分钟再含服 1 片，如此重复 3 次，若仍然无效，就应考虑发生心肌梗死或其他病症的可能，不要再加大剂量含服，应立即叫急救车。

参考资料：健康报，2010. 01. 07.

9.3　医用氧参数

医用氧的基本标准是：纯度≥99.5%；其他杂质只占 0.5%，其中水含量≤0.07%，二氧化碳含量≤0.01%，一氧化碳气态酸碱、臭氧和其他气态氧化剂含量均为合格，无气味。

参考资料：健康报，2010. 04. 16.

9.4　家庭用氧参数

家用氧有 4 类：氧气袋、氧气瓶、制氧器、制氧机。

氧气袋储量小，只适用于危重患者短途转运和患者的临时改善症状。一个 8 升氧气瓶相当于 50 个氧气袋的储量，可使用 15 个小时以上。制氧器是用化学药剂制氧，具有即制即用、安全、方便的特点，但制氧量相对较小。制氧机在常温下直接将空气中的氧氮分离，取得高纯度医用氧气，并可持续供氧。

一般来说，下述患者和人群可在医生指导下使用家庭吸氧设施：患有心脑血管疾病的患者；肺部疾病患者；经常头痛和偏头痛患者；各种创伤和手术治疗后的患者；长期在办公室内工作、学习的人，通常建议采用低流量、低浓度方式吸氧，流量可控制在 3 升以下，氧浓度在 30% 以下，吸氧时间最长不超过 2 小时。

参考资料：健康报，2010. 04. 30.

附篇　名言篇

古人伟人名人论养生

法于阴阳，和于术数，食饮有节，起居有常，不妄作劳，故能形与神俱，而尽其天年，度百岁乃去。

——《黄帝内经》

恬惔虚无，真气从之，精神内守，病安从来?

——《黄帝内经》

乐莫大于无忧，富莫大于知足。

——春秋·老子

仁者乐山，智者乐水。

少之时，气血未定，戒之在色。及其壮也，血气方刚，戒之在斗。及其老也，血气既衰，戒之在得。

——春秋·孔子《论语·季氏》

少私多寿，寡欲多寿，清静多寿。

——战国·庄子

发愤忘食，乐以忘忧，不知老之将至。

——春秋·孔子

生而不淑，孰谓其寿。

——唐·韩愈

人的一生，最值得赞美的时代是老年时代。因为，老年时代是思想最成熟的时代。

——现代·梁实秋

早饭一碗粥，夜饭莫吃足，撞动景阳钟，叩齿三十六，大寒与大热，切勿多色欲。

——唐·孙思邈

思伤脾，怒伤肝，愁伤肺，喜伤心，惊伤肾。

——唐·孙思邈

体欲常劳，劳勿过极，食欲常少，少勿至饥。

——唐·杜甫

若为去疾解，除痛苦，钓鱼下棋多散步。

——唐·杜甫

已饥方食，未饱先止，散步逍遥，务令腹空。

——北宋·苏东坡

齿常叩，耳常弹，眼常动，面常搓，足常摩，腹常旋，肢常动，肛常提，腰常伸，唾常咽。食勿言，卧勿语，饮勿醉，色勿述。

——清·乾隆

终日奔波只为饥，方才一饱便思衣。
衣食两般皆俱足，又想娇容美貌妻。
取得美妻生下子，恨无田地少根基。
买到田园多广阔，出入无船少马骑。
槽头扣了骡和马，叹无官职被人欺。
县丞主薄还嫌小，又要朝中挂紫衣。
做了皇帝求仙术，更想登天跨鹤飞。

——清·《解天颐》

基本吃素，饭后百步，遇事不怒，劳逸适度。

——毛泽东

情绪乐观，意志坚定；生活有序，休息有常；一日三餐，定时定量；锻炼身体，坚持经常。

——周思来

忍耐。

——邓小平

戒烟，戒酒，戒狂喜，戒悲愤，戒空想，戒懒惰，戒空虚。

——齐白石

心胸坦荡，意志坚强，经常运动，锻炼身体，起居有时，饮食节制，养花读书，修养心性，广交朋友，心系八方。

——张学良

营养养生＋心灵养生＝健康快乐一百岁

养生预防使自己少受罪，儿女少受累，节约医药费，造福全社会。

60 岁前没有病，80 以前不衰老，轻轻松松一百岁，快快乐乐一辈子。

——卫生部首席健康教育专家洪昭光

酒色财气四堵墙，人人都在里边藏。

若能跳出四墙外，便是神仙福寿长。

——摘自《健康报》1998. 03. 01

家庭环境与儿童心理

指责中长大的孩子，将来容易怨天尤人。
敌意中长大的孩子，将来容易好斗逞能。
恐惧中长大的孩子，将来容易畏首畏尾。
怜悯中长大的孩子，将来容易自怨自艾。
嘲讽中长大的孩子，将来容易消极退缩。
羞辱中长大的孩子，将来容易心存内疚。
容忍中长大的孩子，将会极富耐心。
鼓励中长大的孩子，将会充满自信。
嘉许中长大的孩子，将会爱人爱己。
认同中长大的孩子，将会掌握目标。
分享中长大的孩子，将会慷慨大方。
友善中长大的孩子，将会对世界多份关怀。
安定中长大的孩子，将会有平和的心境。

——佚名